150 recettes et 20 menus

Gourmande et mince

Docteur Jean-Philippe Zermati
Rachel Dornier

HACHETTE

Conception : Carmèle Délivré
Relecture technique : Elisa Vergne
Réalisation : Marie Vendittelli
Dessins (intérieur et couverture) : Philippe Savoir

Avant-goût 5

Les sauces de base 39

Les amuse-gueules et les entrées 51

Les plats et les accompagnements 87

Les desserts et les boissons 149

Les menus 187

Les annexes 201

L'index par ingrédients 202

La table des recettes 205

AVANT-GOÛT

Les régimes amaigrissants autorisent-ils la gourmandise ?
« Gourmande et Mince », plus qu'une affirmation se pose avant tout comme une question : peut-on à la fois succomber au péché de gourmandise et conserver, voire gagner, sa place au paradis sur terre, dans le cercle de la minceur? Il y aurait là comme un défi à relever. Car, en effet, un grand nombre de candidats à l'amaigrissement se plaignent de ne pouvoir supporter un régime amaigrissant du fait même qu'il leur interdit de manger toutes les bonnes choses dont ils aiment habituellement se régaler. Ce sont des gourmands qui n'entendent pas accéder à la minceur au sacrifice de leur gourmandise.
Qu'il est doux de pouvoir ressortir les vieux jeans que l'on avait, avec regret, remisés au placard. Il est néanmoins particulièrement rude de s'entendre dire : « Il faut faire un régime et désormais renoncer aux tartes, gâteaux, pâtés et saucissons ». Ne peut-on vraiment perdre du poids qu'au prix d'une cure de légumes bouillis et de blancs de poulets grillés dépouillés de leur désirable peau croustillante et dorée?

Faut-il réellement abandonner toutes ces bonnes choses qui faisaient la douceur de nos repas partagés ?

Attention! Gardons-nous de toute hypocrisie qui consisterait à brader la gourmandise et à faire croire qu'elle pourrait se satisfaire de quelques fromages blancs à 0 % avec leur coulis de framboises surmontés d'une feuille de menthe ou d'une sole grillée avec ses petits légumes croquants cuits à la vapeur. Gardons-nous également de la malhonnêteté de certains auteurs qui prétendent nous nourrir exclusivement de protéines en poudre, présentées dans de malingres sachets qui proclament effrontément ressembler au succulent pudding de notre enfance.

Non, notre gourmandise à nous c'est le pot de pâte à tartiner au chocolat que l'on termine avidement avec les doigts et que l'on nettoiera ensuite presque sensuellement du bout de la langue. C'est le magnum de glace à la vanille, enrobé d'amandes et de chocolat, que l'on déguste le soir, calé au fond d'un confortable canapé, en regardant son émission préférée à la télévision. C'est la succulente fondue savoyarde dont on désire se régaler dans un petit restaurant de montagne simplement parce que sa vue nous en semble irrésistible. Là, oui, on reconnaît le gourmand. Celui qui sommeille en chacun d'entre nous mais qui se réveille dès lors que l'on s'essaie à refouler son existence. Il est bien rare, pour qui connaît un tant soit peu le monde des régimes amaigrissants, d'observer une telle complaisance à l'égard de cette catégorie d'aliments. Les régimes nous permettent la gourmandise mais seulement s'il s'agit des aliments qu'ils nous autorisent. Tout au plus a-t-on droit à une ou deux escapades hebdomadaires dans l'univers des plats en sauce et des gâteaux chocolatés. Un petit écart de temps en temps qu'on nous tolère du moment que l'on ne nous y reprenne pas trop souvent. Juste un petit aperçu d'un plaisir défendu mais dont on nous assure qu'avec le temps nous finirons par nous en déshabituer et presque l'oublier.

Non content de nous priver de ce que nous apprécions le plus, il faut encore nous trouver heureux de notre sort et manger ce que nous n'aimions pas avant !

Nous savourions l'onctuosité de nos desserts d'antan et le fumet de nos petits plats en sauce, nous méprisions les yaourts sans gras et sans parfum et la sécheresse des blancs de poulet sans odeur et sans saveur. Eh bien, nous avions tout faux. Désormais, nous allons nous convaincre qu'il n'y a rien de plus désirable que ce que nous détestions autrefois et rien de plus abominable que ce qui nous faisait auparavant saliver.

Allons! Reconnaissons-le, toute hypocrisie mise à part, il est bien difficile de suivre un régime amaigrissant qui nous dicte ce que nous devons manger et ne pas manger, et satisfaire dans le même temps notre légendaire gourmandise.
Mais, pour autant, une fois cet immense sacrifice consenti, ce régime amaigrissant que nous allons accepter de suivre nous permettra-t-il de rester minces?

Les régimes amaigrissants sont inefficaces

Tous les régimes font maigrir puisque 85 % de ceux qui tentent l'expérience y parviennent au bout d'un an. Il ne semble même pas qu'un régime particulier soit plus efficace qu'un autre. Seule compte l'importance de la restriction calorique. La comparaison entre les diverses sortes de régimes n'a d'ailleurs jamais permis de mettre en évidence de différences significatives. Toute bataille idéologique semble donc inutile : pour maigrir il suffit donc simplement de manger moins qu'auparavant. En revanche, tout se gâte par la suite. On constate, même, que plus le régime est restrictif plus les chiffres semblent s'élever. Ainsi, la diète protidique, ce fameux régime inventé vers la fin des années 1920 et que la presse nous a présenté au printemps 1998 comme la grande nouveauté qui allait inévitablement tout révolutionner en matière de régime amaigrissant, affiche un taux record de 98 % d'échecs et un rebond pondéral en fin de régime de 2,8 kg. Il faut donc bien se rendre à l'évidence : non, il n'est pas possible d'être gourmande, ni même de rester mince dès lors que l'on s'en remet à un régime amaigrissant qui ne permet ni de satisfaire sa gourmandise légitime ni de perdre du poids durablement.

Cinq ans après, 90 à 95 % des personnes ayant suivi un régime ont repris l'intégralité du poids perdu et l'ont même dépassé d'en moyenne 1,8 kg.

Les régimes amaigrissants sont nocifs

Si les régimes amaigrissants se contentaient de ne pas faire maigrir, peut-être pourrait-on s'en satisfaire comme d'un moindre mal.
Sur le plan physique, la répétition des régimes entraîne une prise de poids progressive au cours de la vie prenant l'allure d'un yo-yo. Le patient ne parvenant plus à maigrir malgré des efforts qui, autrefois, se révélaient suffisants. On pense également que les variations répétées du poids seraient aussi responsables de l'apparition de certains cancers et maladies cardio-vasculaires. Et encore que la restriction alimentaire chronique que s'imposent certaines personnes pour maintenir leur poids induit des carences vitaminiques très nuisibles à leur santé.

À l'inefficacité des régimes, il faut encore ajouter les dangers qu'ils font peser sur la santé physique et mentale.

Sur le plan psychologique, les spécialistes ont bien démontré que les personnes qui tentaient de maigrir en supprimant certaines catégories d'aliments, particulièrement celles pour lesquelles elles manifestaient le plus d'attirance, développaient immanquablement des troubles du comportement alimentaire. Ces derniers peuvent revêtir deux formes essentielles : les stratégies de contrôle du poids et les pertes de contrôle. Ainsi, comme le pensent de plus en plus de spécialistes, les 25 à 30 millions de personnes qui suivent actuellement ou ont déjà suivi un régime seraient tout simplement en danger de grossir et de développer des troubles du comportement alimentaire !

Maigrir et manger : une épreuve de volonté à la mode

Pour les chercheurs, nous vivons actuellement dans une société qui développe à l'extrême le culte de la volonté. Au point que certains n'ont pas hésité à décrire notre époque comme la civilisation du « self ». Dans le champ corporel, la volonté trouve son expression dans la minceur.

Tandis qu'à l'inverse, être gros signifie ne pas pouvoir se contrôler et donc manquer de volonté. Pour lever ce terrible soupçon qui pèse sur lui, le gros n'a d'autre recours que de maigrir, et si possible en faisant un régime, c'est-à-dire en mangeant certains aliments et en en refusant d'autres. Or, les anthropologues ont montré depuis un siècle que les aliments étaient investis de valeurs morales que nous pouvions nous approprier en les incorporant.
Ainsi, le guerrier mangeait du lion pour devenir courageux, du taureau pour se doter de sa force, et évitait de manger du lièvre pour ne pas détaler devant ses ennemis. Ces croyances alimentaires ont beaucoup fait sourire les cercles bien-pensants de la société civilisée de cette époque. Jusqu'au jour où l'on a démontré que cette croyance, nous sommes ce que nous mangeons, était universellement partagée. La question alors était davantage de savoir quelles propriétés magiques nous accordions à nos propres aliments. La réponse revient aux psychologues. Ce que nous incorporons quand nous avalons des blancs de poulet, du fromage blanc à 0 %, des haricots verts, c'est de la volonté. Alors que le hamburger, la pizza, les frites et le chocolat nous font avaler de la perte de contrôle et du laisser-aller.
On comprend donc pourquoi le gros se trouve inexorablement attiré par l'univers de la minceur et du régime. Il trouve là un moyen de se prouver, et de dire aux autres, qu'il possède lui aussi cette qualité essentielle sans laquelle on n'est pas reconnu, et dont on le soupçonne de manquer.

La raison de tant d'échecs

Peu de gens parviennent à suivre leur régime au-delà de quelques mois ou alors au prix de beaucoup de sacrifices. Ils se heurtent à divers obstacles insurmontables dont ils ne prennent pas toujours conscience et qui les conduisent presque systématiquement à abandonner leur régime. Le cas de Sandrine (p. 10 et 11) illustre ces difficultés.

Sandrine n'a rien compris

MIDI	LUNDI au self	MARDI au self	MERCREDI au self
	Je ne mange plus qu'au self et je prends les menus « régime ».		
	Salade de tomates Steak grillé Haricots verts à la vapeur Yaourt nature à 0 % *Que c'est bon de manger sainement !*	Salades de tomates Steak grillé Haricots verts à la vapeur Yaourt nature à 0 % *Un peu monotone, peut-être ?*	Carottes râpées Cabillaud bouilli Épinards à l'eau Yaourt à 0 % *On finit par s'y faire.*
	1 pomme	1 pomme	1 pomme
	Pas question de manger les chocolats qui traînent au bureau…		

SOIR	LUNDI à la maison	MARDI à la maison	MERCREDI à la maison
	J'ai décidé de n'accepter aucune invitation cette semaine.		
	Salade de légumes Jambon blanc Yaourt à 0 % *Qu'est-ce qu'on se sent bien ! J'aurais bien pris encore un fruit mais ce n'est pas dans le régime.*	Filet de sole Carottes Vichy Yaourt à 0 % *J'ai fait des pâtes aux enfants. Ça ne m'a même pas fait envie.*	Courgettes vapeur et filet de citron Rouget en papillote Yaourt à 0 % *Finalement, quand c'est bien arrangé… Formidable, j'ai déjà perdu 1 kg !*

JEUDI au self	VENDREDI au self	SAMEDI à la maison	DIMANCHE chez maman
J'ai annulé tous mes déjeuners de travail.			
Concombre au yaourt Une sorte de rosbif Chou-fleur bouilli Yaourt à 0 % *Mouais…*	2 yaourts 1 pomme *J'ai repris 500 g,* *ça m'apprendra.*	1 substitut de repas *J'y arriverai !*	Porto, cacahouètes Salade aux noix et au roquefort Gigot d'agneau Pommes de terre sautées 3 verres de vin Vacherin
Ras le bol des *pommes, je mange* *des chocolats.*		1 pomme *Ah mais !*	***Craquages tout l'après-midi.***

JEUDI à la maison	VENDREDI à la maison	SAMEDI chez des amis	DIMANCHE à la maison
Je ferai ma cuisine à part. Je ne vais pas infliger « ça » à ma famille.			
Spaghettis carbonara 2 verres de vin Pain et fromage Danette au chocolat *Ça fait du bien.* *La journée est foutue.* *Au point où j'en* *suis… Je me* *rattraperai demain.*	1 soupe 1 fromage blanc à 0 % *Pour rattraper* *mes bêtises d'hier.*	Panier de crudités Saumon grillé petits légumes Morceau de gâteau *Impossible d'éviter ce* *dîner. Je dis à Martine* *que je fais un régime.* *Elle prépare un repas* *exprès pour moi.*	**FIN DU RÉGIME** ***Je suis vraiment*** ***trop nulle. Je n'ai*** ***aucune volonté.*** ***Je n'y arriverai*** ***jamais.*** ***Je recommencerai*** ***lundi… en huit!***

Les régimes sont trop normatifs
Le régime moderne repose sur la notion d'alimentation équilibrée provenant des études menées par des chercheurs du monde entier. Ces derniers ont montré que, du fait de leur manière de manger, certaines populations vivaient plus longtemps ou en meilleure santé. Ainsi les Esquimaux qui mangent du poisson gras, les Landais de la graisse d'oie, les Crétois de l'huile d'olive, les Japonais du riz... En prenant le meilleur de chacun et en mangeant tous de la même façon, ces rusés chercheurs pensent faire de nous d'heureux vieillards qui mourront tous en bonne santé. À voir...
Naturellement, comme ces infatigables chercheurs ne s'arrêtent jamais de travailler, les connaissances ne cessent d'évoluer. Et ce qui était bon hier ne l'est plus aujourd'hui, de même ce qui est bon aujourd'hui risque fort de ne plus l'être demain. Le rythme des découvertes se renouvelle profondément tous les 10 ans et ne laisse évidemment pas le temps au mangeur de s'adapter à des changements si rapides. À peine a-t-il eu le temps de s'habituer à ce qu'il mange qu'on lui demande de manger autre chose. On voit ainsi comment le régime équilibré s'impose peu à peu à chacun comme la seule et unique manière de manger.

Chaque personne est unique dans son rapport à la nourriture.

Les régimes dépersonnalisent le mangeur
Ce qu'il mange participe à la définition même de son identité et de sa personnalité. En grandissant et en évoluant au sein de sa famille et de son groupe social, le petit homme forge son goût et devient un individu unique qui noue avec chaque aliment de son répertoire un rapport singulier emprunt d'affectivité et de symbolisme. Cette relation particulière lui permet aussi bien de s'identifier à son groupe familial ou social que de se distinguer des autres groupes.

Plus il respecte les règles alimentaires de son propre groupe, plus il s'identifie à lui et se distingue des autres groupes. La nourriture lui servant en quelque sorte d'isolant social.
Mais à trop vouloir manger idéalement, un peu comme un Esquimau, un peu comme un Landais, un Japonais, un Crétois, ce malheureux mangeur ne sait plus très bien ce qu'il est devenu. Si ce n'est peut-être un mangeur apatride qui dissout son identité dans une alimentation impersonnelle et qui ne retrouve plus le réconfort attendu en mangeant.

Les régimes moralisent l'alimentation

Peu à peu, l'alimentation équilibrée s'impose au mangeur comme une nouvelle morale alimentaire avec ses règles, ses interdits et ses injonctions. Les aliments sont divisés en catégories : les bons et les mauvais. Or, par le jeu du principe d'incorporation, « quand je mange les bons aliments je deviens bon, quand je mange les mauvais aliments je deviens mauvais ». Si bien que chaque transgression sera vécue sur un mode culpabilisant. Non pas comme un simple écart alimentaire mais comme un véritable écart de conduite morale. Manger les bons aliments renforce le sentiment de maîtrise et de confiance en soi. Au contraire, manger des aliments interdits renvoie aussitôt à un sentiment de perte de contrôle. La personne se prend alors à douter d'elle-même, et, de fait, finit irrémédiablement par douter de ses capacités. Quand le patient parvient avec succès à suivre son régime, il se rapproche peu à peu d'une image idéale de lui-même. Quand il n'y parvient plus, il est renvoyé à une réalité qu'il refuse et qui est douloureuse pour lui. Le bon docteur Jeckyll devient l'abominable Mister Hyde.

La redoutable morale alimentaire instaurée par les régimes favorise l'apparition de désordres alimentaires.

Il est, bien sûr, assez rare que l'on se contente d'une petite quantité de mousse. Généralement, ne sachant pas quand l'occasion se représentera, on préférera en prendre une copieuse quantité. Ainsi d'une part, on mange beaucoup des aliments autorisés et beaucoup des aliments que l'on s'interdit. Tout, dans ce système pousse à trop manger.

Comment maigrir sans suivre un régime ?

Les régimes amaigrissants, même équilibrés, ne conduisent qu'à des échecs et aggravent plutôt la situation. Il faut donc les abandonner sans remords. Il nous faut, à la place, inventer de nouvelles approches qui permettront de maigrir et d'éviter toutes les complications des régimes. Pour y parvenir tout en instaurant une relation sereine avec tout ce qui touche à la nourriture, je retiendrai seulement deux conditions essentielles :

– L'alimentation qui permettra la perte de poids doit rester très personnelle et conserver les caractéristiques suivantes : convivialité, réconfort et identité.

– La perte de poids doit être obtenue par une réduction calorique sans aucune exclusion d'aliments particuliers. Manger moins mais de tout.

Chacun doit rester libre de choisir le nombre de repas qui lui convient, d'en déterminer les horaires et de décider des aliments avec lesquels il souhaite maigrir.

Savoir conserver une alimentation personnelle

Une alimentation personnelle (et gourmande) ne supporte pas l'idée d'être enfermée dans des règles alimentaires fixées par d'autres.

Il existera donc autant de manières de manger moins que de mangeurs sur cette planète.

• *Une alimentation conviviale*

Plutarque disait : « Nous ne nous asseyons pas à table pour manger mais pour manger ensemble ». Et, en effet, chaque repas pris en commun met en scène les lois du don et du partage.

Quand un hôte reçoit ses invités pour partager un repas avec lui, il leur propose bien plus que de simples calories. Ce qu'il offre, en réalité, c'est toujours un peu de lui-même. Refuser ce don peut parfois entraîner des situations particulièrement délicates à la fois pour l'hôte et pour l'invité. Et entraîner ce dernier dans une certaine solitude, s'il décide d'éviter la confrontation avec toutes les occasions de se trouver face à des situations qu'il redoute.

De même, au sein de sa propre famille, un individu peut trouver plus commode de renoncer à la cuisine familiale et s'exclure de son cercle intime. Refuser de manger cette nourriture offerte, c'est aussi rompre avec la loi du partage, véritable expérience de communion autour d'un aliment commun que nous ingurgiterons ensemble.

• *Une alimentation réconfortante*

Nous ne mangeons jamais des aliments choisis complètement au hasard, mais des aliments que nous aimons et dont nous pensons qu'ils nous feront réellement du bien. C'est justement parce qu'ils nous réconfortent que nous entretenons avec les aliments une relation sereine. Maigrir en nourrissant son corps sans prendre soin de sa tête ne conduit qu'à vivre en état de guerre permanent. Manger devient alors un combat. On ne peut priver indéfiniment un individu de se réconforter en mangeant les aliments qui lui font du bien. Et il est tout à fait aberrant de penser que plus un aliment est réconfortant plus on en mange.

Il est plus facile de maigrir en mangeant avec plaisir des aliments que l'on aime plutôt que de se forcer à avaler une nourriture sans intérêt pour nous.

Bien au contraire, quand on cherche à se réconforter en mangeant, la consommation cesse dès qu'on a obtenu ce réconfort. En revanche, on continue de manger quand on ne le trouve pas. C'est ainsi que le grignoteur et le compulsif n'éprouvent jamais un plaisir entier. Le grignoteur passe à côté du réconfort, car il est distrait par une autre activité. Il regarde la télé, lit une revue, travaille sur son ordinateur ou tout simplement s'échappe dans ses pensées. Il continue à manger, car le réconfort ne vient pas. Le compulsif, quant à lui, cède à une envie. Il pense que manger lui fera du bien ou l'aidera à supporter une difficulté. Les premières bouchées lui apportent un plaisir fugace que les reproches inévitables viennent rapidement gâcher. Pour éviter d'être assailli par ces pensées pénibles, il dispose d'un moyen commode : ne plus penser à ce qu'il mange. Malheureusement, dans le même temps, s'il ne peut se concentrer sur l'aliment qu'il absorbe il ne peut non plus réaliser le réconfort qu'il lui apporte. Ainsi, aussi bien le grignoteur que le compulsif ne trouvent aucun réconfort et ne peuvent s'arrêter de manger.

• *Une alimentation personnelle*

Par le jeu de la loi de similitude qui fait que l'on est ce que l'on mange, ne plus pouvoir identifier sa nourriture conduit le mangeur à se demander qui il est. La cuisine, qui est l'art de préparer les aliments et de les accommoder, et par conséquent de se les approprier, permet à chaque individu d'affirmer son identité et même de la revendiquer. Il est donc naturel de tout entreprendre pour respecter et protéger cette dimension identitaire. Une alimentation « *gourmande et mince* » ne peut ainsi se concevoir qu'à cette indispensable condition.

Réduire le gras permet de conserver une cuisine traditionnelle, plus légère en calories, mais familière et réconfortante.

C'est seulement dans cette mesure qu'une alimentation réduite en matière grasse, qui diminue considérablement la teneur calorique des plats, peut être retenue comme une solution adéquate. Réduire le gras n'enlève pas à la cuisine son caractère identitaire car aucun aliment familier n'est supprimé. Son principe consiste à réduire les graisses là où elles sont indispensables, et à les supprimer là où elles sont inutiles, de façon à être le plus respectueux possible du patrimoine culinaire de toute la famille.

La réduction du gras n'enlève pas à la cuisine son caractère identitaire car aucun aliment familier n'est supprimé.

Ce sont les conditions nécessaires et indispensables pour que cette alimentation demeure acceptable à la fois par l'individu qui souhaite perdre du poids et par son entourage proche qui devra également partager sa nourriture.

Manger moins mais de tout, c'est possible et ce ne sera pas une souffrance

La première conséquence de ce raisonnement, mais cela n'étonnera personne, est que pour maigrir il nous faudra apprendre à moins manger. C'est possible et ce ne sera pas une souffrance La seconde est que nous disposons d'une grande liberté et que chacun pourra maigrir en mangeant comme il en avait auparavant l'habitude, mais naturellement de moindres quantités. Et si certains sont préoccupés de leur santé rien ne les empêche par dessus le marché d'équilibrer leur alimentation. L'important étant de bien faire la part des choses : l'équilibre alimentaire c'est pour la santé, les quantités d'aliments, équilibrés ou non, c'est pour le poids.

Un yaourt à 0 % qui apporte 50 calories fait plus grossir qu'un carré de chocolat qui n'en apporte que 20.

LE CARNET D'EXPLORATEUR		
Heure **Lieu** **Avec qui**	**Quoi** **Combien**	**Commentaires**

Désormais nous maigrirons en mangeant de tout, y compris des frites et du chocolat. Pour y parvenir, je vous propose maintenant d'adopter une démarche en 4 étapes.

MODE D'EMPLOI

Première étape : le carnet d'explorateur

Deuxième étape : manger attentivement

Troisième étape : reconnaître ses sensations alimentaires

Quatrième étape : choisir ses stratégies de diminution.

Première étape : le carnet d'explorateur

Pour apprendre à vous connaître, vous allez utiliser un carnet sur lequel vous noterez tous les événements importants de votre vie alimentaire.

• **En premier lieu, vous inscrirez ce que vous mangez et en quelle quantité**. Rien ne sert d'indiquer que l'on a mangé un sandwich si sa taille n'est pas précisée. Les boulangeries les réalisent aussi bien dans un quart que dans une demi-baguette. On comprend mal comment un sandwich de 60 g ou de 120 g pourrait, sur le poids, produire le même résultat. Ce raisonnement, nous l'appliquerons à tous les aliments. Une pomme Golden de 100 g ne produira pas non plus le même effet sur votre corps qu'une Grany Smith de 300 g. Certains pourront trouver la mesure contraignante, mais je vous conseille pendant une semaine de vous munir d'une petite balance et de peser tous les aliments qui passent à votre portée afin de vous faire une idée de leur poids. Vous pourrez très vite vous libérer de la balance et apprécier les portions d'un simple coup d'œil. Il est également possible d'indiquer les quantités en unité : un carré de chocolat, deux cuillères à soupe de riz, etc.

• **En second lieu, vous indiquerez dans quel contexte s'est déroulé votre repas : l'heure, le lieu et avec qui vous vous trouviez. Enfin, dans la colonne « commentaires », vous noterez ce que vous pensez de ces situations alimentaires.** Exprimez les sensations alimentaires que vous éprouvez, la faim et la satiété. Parlez de vos envies. Enfin essayez de cerner toutes les situations ou les personnes qui vous incitent à manger plus. Dans la mesure où nous nous intéressons aux quantités de nourriture, il devient essentiel de repérer tous les événements qui vous influencent et vous poussent, parfois à votre insu, à augmenter vos consommations. Il peut s'agir d'événements agréables ou au contraire désagréables dont vous vous attacherez à préciser la nature.

Deuxième étape : manger attentivement

Manger en ayant conscience de ce que l'on ressent et de ce que l'on mange n'est pas la chose la plus évidente qui soit. Bien sûr, nous savons que nous mangeons. **Jusqu'ici manger nous a fait prendre du poids, il s'agit maintenant de manger pour en perdre.** Pour y parvenir, manger avec plus d'attention et dans le calme est une condition requise. À ceux qui éprouvent des difficultés, je propose un exercice qui les y aidera.

• Essayez de se détendre quelques minutes avant de commencer à manger en relâchant les muscles de votre corps et en prenant quelques grandes respirations abdominales.
• Utilisez pendant quelques jours des petits couverts pour manger plus lentement : assiettes, fourchettes, cuillers, verres.
• Entraînez-vous à poser vos couverts toutes les trois bouchées afin de prendre le temps de réaliser ce que vous ressentez au cours du repas.
• Essayez de finir le dernier quand vous mangez avec d'autres personnes. Être plus attentif vous permettra de manger plus lentement et de mieux percevoir les effets du rassasiement. Et ainsi, peut-être, de vous arrêter de manger plus tôt que vous ne l'auriez fait.

Troisième étape : reconnaître ses sensations alimentaires

L'exercice précédent va naturellement modifier la physionomie du repas, le transformant en un moment de détente et de plus grande attention. À quoi doit-on être attentif? Lors des repas, chacun s'appliquera à observer et décrire les sensations alimentaires qu'il éprouve : l'intensité de sa faim ou son envie de manger, l'intensité du plaisir gustatif qu'il prend à manger, son degré de rassasiement à la fin du repas. Chaque sensation sera évaluée sur une échelle de 1 à 3. Ces sensations expriment normalement les besoins du corps. La faim biologique traduit une diminution du taux de glucose dans le cerveau.

Le plaisir gustatif guide nos choix alimentaires et nous incite à choisir les aliments qui possèdent les nutriments qui nous font défaut. La satiété, quant à elle, se définit comme une extinction du plaisir, non comme un remplissage de l'estomac, et nous indique que nos besoins sont satisfaits. Si je mange un pain au chocolat à cinq heures, je dois en toute logique, si je suis attentif à ma faim, réaliser qu'elle est moindre au dîner. Et, par conséquent, ajuster mon repas et donc moins manger. Le pain au chocolat entre alors dans un système régulé, une sorte de vases communicants qui font que je mange moins après avoir mangé plus. En revanche, si je ne prête pas d'attention à ma faim, je ferai mon repas habituel et le pain au chocolat sera un apport de calories supplémentaires. Les personnes qui parviennent le mieux à ajuster leur consommation en fonction de l'état de leur besoin seront qualifiées de « bons régulateurs ».

Ai-je faim, est-ce bon, ai-je assez mangé ? Ces questions simples nous permettent de réguler nos consommations. Ce mécanisme précis permet à chacun d'adapter la taille de ses repas en fonction de ses besoins.

L'organisme, en fonction du goût des aliments, leur associe une valeur énergétique. Il est ensuite parfaitement capable d'en ajuster la consommation afin de satisfaire au mieux ses besoins. Il s'agit d'un processus inconscient et naturel qui n'impose aucune connaissance de la composition des aliments.
Si j'ai beaucoup mangé à midi, je mangerai moins ce soir. Si j'ai beaucoup mangé aujourd'hui, je mangerai moins demain ou même, si j'ai pris une entrée très copieuse, je mangerai moins dans la suite du repas.
Il est tout à fait possible de trop manger, au-delà de sa satiété, pour des raisons légitimes, gourmandise, repas festif, stress..., et d'opérer ensuite un rattrapage spontané lors d'un ou de plusieurs repas à prendre par la suite. Mais attention! Ces sensations alimentaires sont terriblement influençables.
Elles peuvent ne pas être perçues, ne pas être correctement interprétées ou encore être bien ressenties mais non prises en compte. Dès lors, l'individu mange, sans même s'en rendre compte, en fonction de sensations fausses qui n'expriment plus l'état de ses besoins. Il mange davantage, sans vraie faim ou au-delà de ce qu'il prend pour de la satiété, et grossit. Apparemment, rien ne distingue un bon régulateur d'un mauvais. Tous deux mangent en fonction des sensations qu'ils éprouvent. Le premier sera conduit à son poids d'équilibre, le second s'en éloignera. Retrouver ses sensations alimentaires permettra de manger moins, en fonction de ses besoins biologiques et sans souffrir de la faim.

Quatrième étape : choisir ses stratégies de diminution
Manger moins tout en mangeant de tout peut également se traduire par quelques recommandations pratiques que nous appellerons des stratégies de diminution. Chacune permet de réduire sa consommation en diminuant le nombre des calories.

STRATÉGIES DE DIMINUTION
• Limiter le nombre de plats • Ne pas consommer plus d'un plat riche au cours du repas • Ne pas grignoter à table (pain et vin) • Se servir des portions plus petites • Ne pas se resservir • Laisser une partie dans l'assiette • Apprendre à refuser • Limiter la quantité de corps gras

Chacune de ces stratégies est efficace et conduit à manger moins. Je conseille à ceux qui tiennent un carnet alimentaire d'essayer de décider avant les repas des stratégies qu'ils entendent utiliser. Et de dresser un bilan à la fin du repas.

Toutes ces stratégies ne présentent pas pour chaque personne le même degré de difficulté. Certaines pourront ne pas poser de problèmes alors que d'autres seront particulièrement difficiles à mettre en œuvre. Elles renvoient chacune à des problématiques personnelles qu'il conviendra de prendre en compte. Ainsi, certains n'auront aucune difficulté à ne pas grignoter la corbeille de pain mais se révéleront incapables de refuser qu'on les resserve, traduisant ainsi un problème d'affirmation de soi. D'autres ont reçu une éducation qui les empêche de laisser une partie de leur nourriture dans leur assiette.

Avant d'aller au restaurant, je décide de ne prendre qu'un plat, de ne pas grignoter et de laisser un quart de mon plat dans mon assiette. Si à la fin du repas je constate que j'ai pris trois plats, que j'ai vidé la corbeille de pain et que j'ai léché tous les plats, c'est peut-être qu'il y a un problème.

Ils s'obligent même à finir leur plat alors même qu'ils n'ont plus faim. D'autres encore se servent toujours de trop grosses portions par peur de manquer, sans se rendre compte qu'ils mangent largement au-delà de leurs besoins. D'autres enfin, incapables de prendre des décisions, préfèrent commander plusieurs plats plutôt que d'avoir à faire un choix. Ou bien certains ne peuvent réduire leurs portions car, tellement accaparés par d'autres choses, ils mangent sans même se rendre compte de ce qu'ils font.

Réduire les corps gras

Cette dernière stratégie est la seule à concerner les préparations culinaires et c'est pourquoi elle peut faire l'objet d'un livre de recettes. Il ne s'agit que d'une stratégie parmi plusieurs autres et on comprend qu'à elle seule elle ne permettrait sans doute pas de maigrir.

Réduire le beurre sur ses tartines n'autorise assurément pas à manger une baguette entière.

On sait, par exemple, que la consommation des graisses a beaucoup diminué dans des pays ou l'obésité n'a pourtant pas cessé d'augmenter. Probablement du fait de l'augmentation de la consommation des autres groupes d'aliments. Quoiqu'on en pense, leur diminution demeurera toujours indispensable.

La réduction des corps gras peut cependant paraître étrange dans un discours qui prétend que l'on peut maigrir en mangeant de tout, y compris des corps gras. Cette position mérite, en effet, quelques explications. Tout d'abord réduire ne signifie pas supprimer.

En pratique, nous nous trouverons toujours face à trois cas de figure :

Plats totalement dégraissables	exemple : ragoûts
Plats partiellement dégraissables	exemple : spaghettis à la carbonara
Plats impossibles à dégraisser	exemple : foie gras, fromages

• *Le plat pourra être totalement dégraissé*
Certains plats peuvent être préparés sans aucune matière grasse et ceci sans que leurs qualités gastronomiques en soient trop ou du tout altérées. Par exemple, les ragoûts. Un bœuf en daube cuisiné sans graisses reste un plat très fameux.

• *Le plat pourra être partiellement dégraissé*
Certains plats ne peuvent être complètement dégraissés. Leur préparation requiert obligatoirement certaines quantités de matières grasses. Par exemple, les gâteaux ou les spaghettis à la carbonara. Dans ce dernier cas, il n'est pas envisageable de supprimer la crème fraîche, ce ne serait plus des carbonara. Mais, il est toujours possible d'utiliser une crème fraîche allégée ou une crème normale, alors en quantité plus réduite. Ce sont là encore deux façons de manger moins.

• *Le plat ne pourra pas du tout être dégraissé*
Enfin, certains plats ne peuvent pas du tout être dégraissés : une entrée de foie gras ou un plateau de fromage du terroir. Dans ce cas, il faudra accepter l'idée d'en manger moins.

Mais ces aliments présentent des caractéristiques qui en font parfois des aliments différents. Ce sont, en effet, des aliments d'accompagnement, présents dans la plupart des sauces et des assaisonnements mais peu visibles et dont on a souvent tendance à sous estimer la consommation. Il ne faudrait donc pas qu'une réduction globale de tous les aliments soit, en quelque sorte, annulée par une augmentation des corps gras. Par ailleurs, ayant peu de goût, il est clair qu'ils sont toujours plus difficiles à percevoir pour les organes sensoriels que les autres aliments.

Les corps gras demeurent un principe essentiel de la bonne cuisine et de la bonne santé.

On peut ainsi facilement indiquer le nombre de morceaux de sucre qui se trouvent dans son café mais rarement le nombre de cuillères d'huile qui se trouvent dans sa salade ou ses pâtes au pistou. Ils possèdent, de ce fait, une fâcheuse tendance à se laisser consommer en excès. Sans aucun doute, il est parfaitement faux de prétendre qu'il existerait une quelconque cuisine minceur dans la mesure où n'importe quelle cuisine du monde, si elle est consommée en quantité adéquate, permettrait de perdre du poids. Tout étant une question de quantité, il suffira simplement d'en manger moins. C'est-à-dire s'efforcer de réduire chaque catégorie d'aliments, y compris les corps gras. C'est justement parce qu'aujourd'hui la cuisine moderne met à notre disposition de nouvelles techniques permettant d'alléger nos recettes traditionnelles qu'un livre de cuisine se révèle d'une grande utilité.

CONSEILS POUR UNE BONNE CUISINE

- Se servir de matériaux antiadhésifs
- Employer des modes de cuisson adaptés
- Lier les sauces avec d'autres ingrédients que des corps gras

Se servir de matériaux antiadhésifs

Les nouveaux matériaux, granit ou fonte d'aluminium, permettent de supprimer l'usage des corps gras comme antiadhésifs. Bien des recettes ne justifient la présence de l'huile ou du beurre que par la nécessité d'empêcher que les aliments ne restent attachés au fond des casseroles. Ces nouveaux ustensiles permettent donc de retirer une quantité appréciable de calories qui n'apportaient rien à la qualité gustative du plat. Ainsi, les ragoûts qui mijotent dans des liquides divers, bouillons, vins, se confectionnent facilement sans aucune matière grasse.

Employer des modes de cuisson adaptés

Un grand nombre de techniques de cuisson permettent de varier les plaisirs. Certaines ne nécessitent aucune matière grasse, tout particulièrement la cuisson braisée ou à l'étouffée qui permet de confectionner nos fameux ragoûts. La blanquette de veau, le bœuf bourguignon deviennent ainsi des plats beaucoup moins riches.

D'autres, comme les fritures ou les sautés, peuvent toujours être allégées. Ainsi, comme il n'est pas concevable de se priver d'une petite friture de rougets, on pourra toujours réduire la teneur calorique du plat en utilisant des bains d'huile très chauds afin que le gras saisisse le poisson et ne pénètre pas à l'intérieur, puis éponger le surplus dans un papier absorbant avant de le servir.

Cuisiner aussi avec des sauces sans corps gras

Si l'on cherchait à caractériser une cuisine, il est probable que l'on en retiendrait essentiellement les différents types de sauces. Tout au long de ce livre de recettes, vous pourrez découvrir qu'en dehors des sauces les plus connues, à base de corps gras, il existe de nombreuses autres possibilités.

Les préparations sans corps gras permettent d'isoler cinq bases essentielles que sont les alcools, les bouillons, la tomate, les agrumes et les laitages.

À partir de ces bases de sauces, il est possible de réaliser la presque totalité des recettes que nous connaissons. Certaines ne sont certes pas réalisables de cette façon, mais il est toujours possible, dans ce cas, d'en réduire les proportions de corps gras, d'en limiter la fréquence de consommation ou encore d'en manger de moindres quantités. Mieux vaut ainsi conserver les recettes qui ne peuvent être confectionnées avec ses bases de sauces, dans leur forme traditionnelle. Les pâtes au pistou ne pourront jamais être préparées sans huile d'olive mais il est toujours possible d'en réduire la quantité.

LES SAUCES

Sauce à base d'alcools, de vins ou de vinaigres

Alcool : steak au poivre (Cognac)
Vin blanc : cuisson des poissons et des volailles
Vin rouge : bœuf bourguignon,
sauce marchand de vin
Vinaigre : foie de veau

Sauce à base de bouillons

Bouillons de légumes
Bouillons de volaille
Fond de veau
Fumet de poissons

Sauce à base de tomates

Spaghetti à la bolognaise
Chili con carne

Sauce à base d'agrumes

Citron : cuisson des poissons, des volailles,
du veau
Orange : osso bucco

Sauce à base de laitages

Lait : béchamel et gratins de légumes ou de pâtes
Yaourt : sauce des poissons, lapin à la moutarde

Lier les sauces avec d'autres ingrédients que les corps gras
Les liaisons permettent de donner aux sauces leur consistance et leur onctuosité. Une sauce non liée ne serait plus qu'un jus liquide assez déplaisant. Elles sont souvent réalisées à partir des corps gras, beurre, crème fraîche, dont on peut réduire les quantités. Mais il est aussi possible de recourir à d'autres techniques comme la réduction, qui consiste à faire évaporer l'eau du jus afin de lui donner une certaine épaisseur. On peut aussi épaissir une sauce avec un jaune d'œuf, des amidons (fécule de pomme de terre, farine, maïzena), des laitages (fromage blanc, crème allégée) ou des purées de légumes (brocolis, carottes). Il s'agit là de techniques traditionnelles remises au goût du jour et qui permettront encore une fois de réduire la teneur calorique du plat.

Utiliser certains aliments allégés
On distingue deux sortes de produits allégés : ceux allégés en sucre et ceux allégés en graisse. Les premiers présentent peu d'intérêt dans la mesure où ils provoquent une exacerbation des sensations de faim qui entraîne, à l'insu même de la personne, une compensation pratiquement intégrale de l'allègement. Ils peuvent se révéler utiles lors de l'ingestion d'aliments consommés sans faim, comme on les rencontre au cours des grignotages. Les seconds semblent plus intéressants dans la mesure où la compensation qui suit leur consommation est souvent incomplète. Ils entraînent une réelle réduction calorique qui facilitera la perte de poids. Avant de vous laisser enfin parcourir les recettes de ce livre, je tiens une dernière fois à vous rappeler qu'il ne s'agit en aucune manière de se lancer dans une chasse au gras. Réduire la quantité de corps gras n'est qu'une des façons de moins manger qui restent en définitive la seule condition de la perte de poids. Loin de la gloutonnerie, la gourmandise reste avant toute chose l'art de savoir profiter de ce que l'on mange, et, tout comme Sandrine qui a enfin arrêté ses régimes alimentaires, il vous sera beaucoup plus facile de maigrir en vous nourrissant de ce que vous aimez.

Sandrine a tout compris

MIDI	**LUNDI** **au self**	**MARDI** **au self**	**MERCREDI** **au restaurant**
	Fini les régimes, je maigris en mangeant de tout avec les autres.		
	Spaghettis à la bolognaise Salade de fruits *Je n'ai pris que deux plats et j'ai laissé une partie des spaghettis.*	Salade composée Crème caramel *Repas léger. Je suis débordée de travail et je n'ai pas très faim.*	Salade de fruits de mer Filets de rouget au basilic 2 verres de vin 2 morceaux de pain Crème brûlée *Ouf! J'ai trop mangé.* *Je me sens trop lourde.*

SOIR	**LUNDI** **à la maison**	**MARDI** **à la maison**	**MERCREDI** **à la maison**
	Juste le temps de nous préparer un petit repas sympa. Filet mignon de porc au madère Purée de céleri rave Mousse aux abricots *Un carré de chocolat devant la télévision.*	*Antoine est rentré plus tôt, c'est lui qui a préparé le repas!* Betteraves à la mâche et aux noix Pintade aux lentilles *J'ai repris deux fois des lentilles mais je n'ai pas pris de dessert.*	*Je n'ai vraiment pas très faim.* Juste une soupe et 1 yaourt à la vanille *Je partage un carré de chocolat avec Antoine après le dîner.*

JEUDI **au self**	**VENDREDI** **au self**	**SAMEDI** **à la maison**	**DIMANCHE** **chez maman**
Je prends mon temps pour manger, je pense à ce que je mange et je mange moins.			
Escalope de veau Haricots verts 1 morceau de pain Fromage ***Les légumes de la cantine n'ont aucun goût. Je ne mange que par faim.***	Tomates farcies Riz ***Le plat est copieux. Je ne prends pas de dessert.*** ***Sylvie a apporté des gâteaux secs, j'en accepte un.***	1 sandwich au jambon en faisant les courses ***Il est vraiment très mauvais, j'en laisse la moitié.*** ***Je n'ai pas assez mangé. J'avale 1 morceau de pain et du chocolat en rentrant chez moi.***	Porto, cacahouètes Salade aux noix et au roquefort Gigot d'agneau Pommes de terre 1 verre de vin Tiramisu ***En petites quantités. J'ai refusé le fromage. 1 petit morceau de tarte par gourmandise.***
JEUDI **j'invite !**	**VENDREDI** **plateau télé**	**SAMEDI** **chez des amis**	**DIMANCHE** **à la maison**
1 kir Bœuf bourguignon 2 petites pommes de terre vapeur Salade verte 1 petite part de reblochon ***Mon bourguignon était léger et je n'en ai pas trop pris. Je me sens bien.***	1 petite tranche de foie gras Salade d'endives au roquefort Sorbet à la fraise ***Mis à part le foie gras qui a remplacé le pâté, ça me rappelle mes soirées d'étudiante.***	***Je meurs de faim !*** Fondue savoyarde 1 verre de vin blanc Salade verte Salade de fruits ***Ces plats conviviaux sont très sympa et, finalement, j'ai assez peu mangé.***	***Je suis fatiguée et je n'ai plus faim du tout.*** 1 tasse de thé et au dodo… **TIENS ! J'AI MAIGRI D'1 KG CETTE SEMAINE.**

Les sauces de base

Sauce aux agrumes

Pour 4 personnes
Préparation : 10 min
Cuisson : 5 min
2 oranges non traitées
1 citron non traité
2 échalotes
5 cl de porto
2 branches de persil plat
1 pincée de gingembre
1 pointe de piment de Cayenne, sel

1 Brossez 1 orange et 1 citron sous l'eau tiède. Essuyez-les. Prélevez leur zeste à l'aide d'un couteau économe.

2 Faites bouillir une petite casserole d'eau. Plongez-y les zestes, laissez-les 10 secondes, puis égouttez-les, passez-les sous l'eau froide et épongez-les. Coupez-les en petites lanières.

3 Pelez les échalotes et hachez-les finement. Pressez les oranges et le citron.

4 Faites bouillir le porto pendant 1 min. Ajoutez les échalotes, 1 cuillerée à café de zeste de citron, 1 cuillerée à café de zeste d'orange, le jus des oranges et le jus du citron. Laissez cuire à petit feu pendant 3 min.

5 Rincez le persil, épongez-le et ciselez-le.

6 Ajoutez à la sauce le gingembre, le persil et le piment de Cayenne. Salez à votre convenance.

Laissez bien bouillir le porto afin que l'alcool s'évapore.

Cette sauce accompagne très bien le poisson.

Vous pouvez, au moment de servir, lier cette sauce avec de la crème fraîche ou allégée, ou du yaourt velouté.

Sauce aux poivrons jaunes

Pour 4 personnes
Préparation : 10 min
Cuisson : 10 à 15 min
3 poivrons jaunes
1 piment rouge
2 petits oignons blancs (grelots)
2 cuil. à soupe d'huile d'olive
1 branche de coriandre
Poivre du moulin
Sel

1 Lavez les poivrons et coupez-les en deux dans la longueur. Mettez-les sous le gril du four, côté peau au-dessus et laissez-les jusqu'à ce que la peau noircisse. Faites griller le piment de la même façon.

2 Placez poivrons et piment dans un sac plastique pour congélation, laissez-les refroidir, puis retirez la peau et les pépins.

3 Pelez les petits oignons. Mettez les oignons, les poivrons, le piment et l'huile dans le bol d'un robot ménager et mixez jusqu'à l'obtention d'une pâte fine.

4 Hachez la coriandre. Ajoutez-la à la pâte et assaisonnez à votre goût. Gardez au frais jusqu'au moment de servir.

Cette sauce est délicieuse avec un poisson blanc.

Si vous trouvez la sauce trop épaisse, vous pouvez ajouter du jus de citron.

Sauce crustacés

Pour 4 personnes
Préparation : 10 min
Cuisson : 20 min
30 cl de vin blanc
15 cl de fumet de crustacés préparé avec 1 cuil. à soupe de poudre
3 ou 4 étrilles cuites (facultatif)
1 cuil. à café de cognac
2 cuil. à soupe de concentré de tomates
2 branches de persil
3 ou 4 branches de cerfeuil
Poivre

1 Écrasez grossièrement les étrilles si vous en utilisez.

2 Versez le vin blanc et le cognac dans une casserole, faites-les bouillir 2 min. Ajoutez le fumet, les étrilles écrasées et le concentré de tomates. Laissez cuire 15 min à feu doux.

3 Passez le contenu de la casserole dans une passoire très fine en pressant fortement avec une cuillère en bois.

4 Rincez le persil et le cerfeuil et ciselez-les. Poivrez le tout et saupoudrez de persil et de cerfeuil. Versez la préparation dans une saucière.

Vous pouvez lier cette sauce avec de la crème fraîche ou allégée ou du yaourt velouté, en les incorporant à feu très doux.

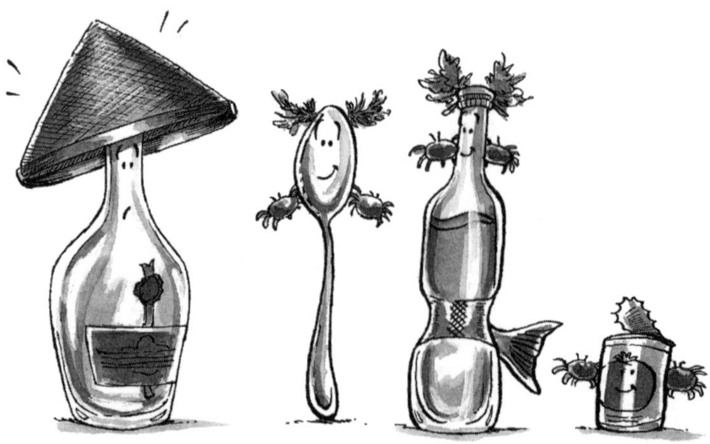

Crème de fenouil

Pour 4 personnes
Préparation : 15 min
Cuisson : 10 min
4 bulbes de fenouil
10 cl de lait demi-écrémé
1/2 citron
1 petit bouquet de cerfeuil
1 cuil. à soupe de coriandre en poudre
Poivre blanc du moulin
Sel

1 Retirez les feuilles dures et la base des bulbes de fenouil. Ôtez les tiges et conservez à part les petites feuilles vertes. Lavez les bulbes et coupez-les en lamelles de 0,5 cm d'épaisseur.

2 Mettez le fenouil dans un autocuiseur avec 2 verres d'eau. Salez. Fermez l'appareil. Faites monter la pression à feu vif. Dès que la soupape chuchote, réduisez le feu et comptez 8 min de cuisson.

3 Faites chauffer le lait. Pressez le citron. Rincez le cerfeuil, essorez-le et hachez-en la valeur de 3 cuillerées à soupe. Hachez grossièrement les feuilles vertes du fenouil.

4 Passez le fenouil au moulin à légumes, grille moyenne. Ajoutez le lait chaud, 1 cuillerée à soupe de jus de citron, le cerfeuil et la coriandre en poudre. Poivrez. Si cette crème est trop épaisse, ajoutez un peu d'eau de cuisson du fenouil. Décorez avec 1 cuillerée à soupe de feuilles de fenouil.

Cette crème est délicieuse avec des noix de coquilles Saint-Jacques ou du poisson blanc cuit au court-bouillon.

Vous pouvez, au moment de servir, lier cette sauce avec de la crème fraîche ou allégée, ou du yaourt velouté.

Sauce aux deux citrons

Pour 4 personnes
Préparation : 10 min
2 citrons jaunes bien mûrs
1 citron vert
3 à 4 branches de coriandre fraîche
2 branches de persil plat
4 branches de cerfeuil
1 pincée de piment de Cayenne
Sel fin

1 Coupez les citrons jaunes en deux et pressez-les pour obtenir environ 12 cl de jus. Pelez le citron vert à vif, en entamant la pulpe pour qu'il ne reste pas de peau blanche et coupez la pulpe en petits dés.

2 Rincez la coriandre et hachez-en la valeur de 4 cuillerées à café. Rincez le persil et le cerfeuil et hachez la valeur de 2 cuillerées à café de chaque herbe.

3 Mélangez tous les ingrédients avec le jus de citron et salez à votre goût.

4 Gardez cette sauce au frais jusqu'au moment de servir.

Cette sauce est excellente avec des carottes râpées ou de la betterave. Vous pouvez également la présenter avec un poisson froid cuit au court-bouillon.

Sauce piquante

Pour 4 personnes
Préparation : 10 min
Réfrigération : 1 h
3 yaourts veloutés
1/2 concombre
Sel fin
3 pincées de sucre
1 gousse d'ail
2 pincées de cumin en poudre
Quelques gouttes de jus de citron
Quelques gouttes de sauce tabasco
1 petite carotte
Poivre fraîchement moulu
Fleur de sel de Guérande

1 Pelez le concombre et passez-le sur une râpe fine. Mettez-le dans une passoire fine avec 1/2 cuillerée à café de sel et 3 pincées de sucre. Laissez-le dégorger 15 min.

2 Épluchez l'ail et passez-le au presse-ail. Mettez les yaourts dans une jatte et battez-les avec un fouet à main. Ajoutez 5 cuillerées à soupe de concombre râpé, l'ail, le cumin et quelques gouttes de jus de citron et de sauce tabasco.

3 Couvrez la jatte et laissez-la 1 h au réfrigérateur.

4 Quelques minutes avant de servir, pelez la carotte et passez-la sur une râpe fine.

5 Assaisonnez la préparation avec de la fleur de sel et du poivre. Décorez avec 2 cuillerées à soupe de carotte râpée.

Servez cette sauce avec des légumes à la croque-au-sel, avec la terrine de légumes à la ciboulette de la page 80 en remplaçant la fleur de sel par du sel fin ordinaire, avec de la viande grillée ou encore de la langue de veau.

Sauce tomate crue

Pour 4 personnes
Préparation et cuisson : 10 min
4 grosses tomates bien mûres
1 oignon rouge
1 gousse d'ail
2 cuil. à soupe d'huile d'olive
12 brins de ciboulette
5 branches de cerfeuil
Poivre fraîchement moulu
Sel

1 Faites bouillir de l'eau, plongez-y les tomates pendant 30 secondes, égouttez-les, passez-les sous l'eau froide et pelez-les. Coupez les tomates en quatre et épépinez-les.

2 Épluchez l'oignon et coupez-le en morceaux. Pelez l'ail, coupez-le en deux et retirez le germe qui se trouve au centre.

3 Passez au robot les tomates avec l'oignon et l'ail.

4 Rincez la ciboulette et le cerfeuil et ciselez-les.

5 Ajoutez l'huile d'olive aux tomates ainsi que le cerfeuil et la ciboulette. Salez et poivrez à votre goût.

Si vous ne trouvez pas d'oignon rouge, prenez un oignon blanc frais, coupez-le en morceaux et laissez-le 2 min dans de l'eau bouillante pour l'adoucir.

Utilisez cette sauce comme un condiment que vous présenterez dans des coupelles pour accompagner salades, crudités et terrines de légumes.

Sauce aux fines herbes

Pour 4 personnes
Préparation : 10 min
200 g de fromage blanc à 20 % de matière grasse
4 cuil. à soupe de yaourt velouté
6 branches de persil plat
6 branches de cerfeuil
1 petit bouquet de ciboulette
1 gousse d'ail
Poivre fraîchement moulu
Sel

1 Mélangez le fromage blanc avec le yaourt pour obtenir une base onctueuse.

2 Rincez le persil, le cerfeuil et la ciboulette. Hachez la valeur de 4 cuillerées à soupe de chacune de ces herbes. Ajoutez-les au mélange précédent.

3 Pelez l'ail et passez-le au presse-ail au-dessus de la sauce. Salez et poivrez.

Sauce béarnaise allégée

Pour 4 personnes
Préparation et cuisson : 20 min
200 g de fromage blanc à 20 % de matière grasse
5 petites échalotes
3 jaunes d'œufs
10 cl de vin blanc sec
2 cuil. à soupe de vinaigre à l'estragon
3 cuil. à soupe d'estragon frais haché
1 cuil. à soupe de cerfeuil haché
Poivre fraîchement moulu, sel

1 Pelez les échalotes et hachez-les finement. Mettez-les dans une petite casserole à revêtement antiadhésif avec le vin blanc et le vinaigre. Portez doucement à ébullition, puis laissez bouillir pour que l'alcool s'évapore.

2 Lorsqu'il n'y a plus qu'1 cuillerée à soupe de liquide, stoppez la cuisson. Ajoutez les jaunes d'œufs hors du feu, puis placez la casserole dans un bain-marie frémissant. Remuez sans cesse avec une cuillère en bois jusqu'à ce que les jaunes d'œufs épaississent.

3 Retirez la casserole du bain-marie, salez et poivrez, incorporez le fromage blanc, l'estragon et le cerfeuil en mélangeant soigneusement.

4 Servez de suite ou gardez la sauce au chaud dans le bain-marie, hors du feu.

Vinaigrette aux framboises

Pour 4 personnes
Préparation : 10 min
150 g de framboises bien mûres
1 tomate très mûre
2 cuil. à soupe de vinaigre de vieux vin
1 cuil. à café de moutarde à l'ancienne
1 branche de basilic
Poivre du moulin
Sel au céleri

1 Rincez la tomate, essuyez-la, ôtez-en le pédoncule, coupez-la en morceaux et passez-la au moulin à légumes, grille moyenne.

2 Passez les framboises au moulin à légumes, grille fine.

3 Mélangez le coulis de framboises avec 4 cuillerées à soupe du jus de la tomate. Ajoutez ensuite le vinaigre, la moutarde et une pincée de sel au céleri. Gardez au frais jusqu'au moment de servir.

4 Au moment de servir, rincez le basilic et hachez la valeur d'1 cuillerée à café. Donnez 2 tours de moulin à poivre au-dessus de la vinaigrette et parsemez-la de basilic haché.

Cette sauce accompagne les crudités et les terrines de légumes.

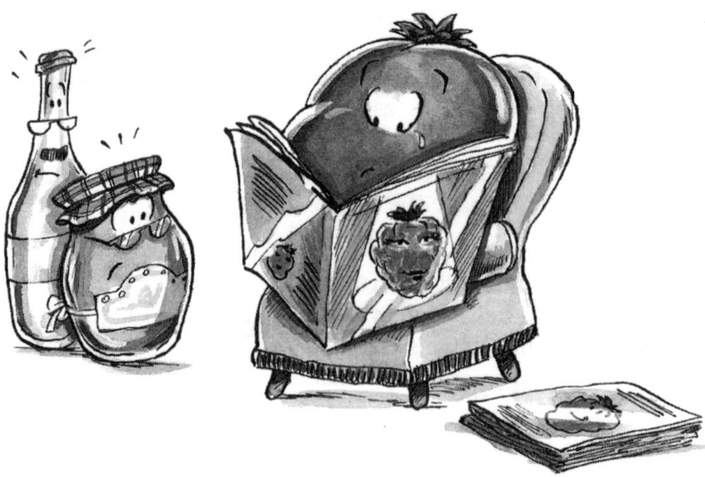

Sauce chasseur

Pour 4 personnes
Préparation : 15 min
Cuisson : 10 min
200 g de champignons de Paris
4 échalotes
10 cl de vin blanc
5 cl de sauce tomate
20 cl de bouillon de viande préparé avec 1/2 cube ou 1 cuil. à soupe rase de poudre de bouillon instantané
1 branche de cerfeuil
1 branche d'estragon
Poivre du moulin
Sel

1 Retirez la partie terreuse du pied des champignons. Lavez-les rapidement et coupez-les en lamelles.

2 Laissez les champignons 2 min à feu doux, dans une sauteuse à revêtement antiadhésif.

3 Pelez les échalotes et hachez-les finement. Ajoutez-les aux champignons et laissez-les fondre 2 min.

4 Versez le vin blanc sur les champignons, faites réduire de moitié, puis ajoutez le bouillon et la sauce tomate. Laissez cuire 5 min.

5 Si la sauce est trop liquide; vous pouvez la lier avec 1 cuillerée à café de Maïzena délayée dans 2 cuillerées à soupe d'eau froide.

6 Au moment de servir, hachez le cerfeuil et l'estragon et ajoutez-les à la sauce. Salez et poivrez à votre goût.

Cette sauce accompagne très bien les volailles et le veau.

Vous pouvez utiliser du bouillon dégraissé.

Liez éventuellement la sauce à feu très doux avec de la crème fraîche ou allégée, ou du yaourt velouté.

Achards de concombre

Pour 4 personnes
Préparation : 15 min
Macération : 36 h
1 petit concombre, 1 carotte
1 bouquet de chou-fleur (30 g)
100 g de gros sel
1 pincée de gingembre
Piment de Cayenne

1 Épluchez le concombre et la carotte. Coupez-les en lanières de 4 cm de long.

2 Lavez le bouquet de chou-fleur et hachez-le très grossièrement.

3 Mélangez le concombre, la carotte et le chou-fleur avec le gros sel et laissez-les macérer au frais pendant 36 h.

4 Rincez les légumes, égouttez-les et séchez-les dans un linge propre. Poudrez-les de gingembre et de piment de Cayenne.

Sauce béchamel

Pour 4 personnes
Préparation et cuisson : 10 min
50 cl de lait demi-écrémé
2 cuil. à soupe rase de Maïzena
1 pincée de noix de muscade
Piment de Cayenne
Sel fin

1 Mettez le lait froid et la Maïzena dans une casserole à revêtement antiadhésif et mélangez avec une cuillère en bois pour délayer la Maïzena.

2 Posez la casserole à feu doux, portez à ébullition en remuant puis faites cuire, sans cesser de remuer, jusqu'au degré d'épaississement souhaité. Poudrez de noix de muscade. Salez et poivrez.

Les amuse-gueules et les entrées

Clafoutis aux poivrons

Pour 4 personnes
Préparation : 20 min
Cuisson : 35 min
500 g de poivrons verts
3 œufs
50 cl de lait demi-écrémé
Poivre blanc du moulin
Sel

1 Lavez les poivrons, ôtez le pédoncule, coupez-les en deux dans la longueur et retirez les graines et les filaments blancs.

2 Mettez les poivrons dans un plat spécial pour micro-ondes, couvrez et faites cuire 10 min dans le four à micro-ondes à puissance maximale.

3 Préchauffez le four traditionnel à 180 °C, thermostat 6.

4 Coupez en petites lanières la moitié d'un poivron. Passez les autres au robot pour les réduire en purée.

5 Cassez les œufs dans un saladier et battez-les en omelette. Ajoutez le lait, les lanières et la purée de poivrons. Salez et poivrez.

6 Répartissez la préparation dans 4 jolis ramequins individuels.

7 Versez de l'eau chaude dans un grand plat à four. Posez-y les ramequins, glissez au four et faites cuire pendant 25 min. Servez chaud.

Vous pouvez remplacer le lait demi-écrémé par du lait écrémé.

N'hésitez pas à ajouter une touche de rouge en remplaçant une partie des poivrons verts par des poivrons rouges.

Petites bouchées vertes

Pour 4 personnes
Préparation : 15 min
Cuisson : 10 min
200 g de pâte à pain
5 courgettes
1 bouquet de ciboulette
1/2 bouquet de menthe
2 gousses d'ail
3 cuil. à soupe d'huile d'olive
Poivre du moulin
Sel

1 Préchauffez le four à 180 °C, thermostat 6.

2 Lavez les courgettes et essuyez-les soigneusement, otez-en les extrémités et coupez-les en grosses rondelles.

3 Lavez la ciboulette et la menthe, et essorez-les. Hachez-les grossièrement. Pelez l'ail et passez-le au presse-ail. Passez ensemble au robot ménager les courgettes, la ciboulette, la menthe et l'ail. Ajouter l'huile d'olive. Salez et poivrez.

4 Étalez la pâte à pain sur le plan de travail légèrement fariné. Coupez-la en petits disques de 5 cm de diamètre.

5 Déposez les disques sur une plaque à pâtisserie. Garnissez-les avec la purée de courgettes. Mettez au four et laissez cuire pendant 10 min environ. Servez chaud.

Commandez la pâte à pain chez votre boulanger ou reportez-vous à la recette de la pizza aux deux jambons page 88.
Vous pouvez également utiliser de la pâte à pizza toute prête.

Petits aspics au fenouil et à la coriandre

Pour 4 personnes
Préparation et cuisson : 20 min
Réfrigération : 4 h environ
400 g de fenouil en bulbe
3 branches de coriandre
100 g de noisettes décortiquées
1 cuil. à café de jus de citron
50 cl de bouillon de légumes, préparé avec 1 cube ou 1 cuil. à soupe de bouillon instantané
4 cuil. à café de gélatine en poudre
Poivre blanc du moulin, sel

1 Versez 4 cuillerées à soupe de bouillon froid dans une tasse, versez la gélatine en pluie dessus et laissez-la gonfler.

2 Hachez grossièrement les noisettes. Rincez la coriandre, essorez-la et ciselez-en finement la valeur de 4 cuillerées à soupe.

3 Faites chauffer le reste du bouillon. Éteignez à la première ébullition, laissez refroidir 1 min, puis ajoutez la gélatine et mélangez jusqu'à ce qu'elle soit totalement dissoute. Ajoutez ensuite les noisettes, le jus de citron et la coriandre. Salez légèrement et poivrez. Mélangez, laissez refroidir totalement, puis mettez au réfrigérateur pendant 45 min environ.

4 Lorsque la gelée commence à prendre mais est encore fluide, lavez le fenouil, retirez les feuilles externes abîmées, les tiges et la base dure. Coupez le fenouil en lanières fines.

5 Disposez joliment la gélatine et les lanières de fenouil dans une dizaine de petits moules : les aspics doivent avoir la taille d'une grosse bouchée de chocolat. Mettez les moules au réfrigérateur et laissez prendre pendant 4 h environ, jusqu'à ce que la gelée soit solide.

6 Pour servir, trempez très vite (3 à 4 secondes seulement) les moules dans de l'eau chaude, décollez éventuellement un bord avec la pointe d'un couteau et retournez les moules sur les assiettes ou sur un plat.

Ne laissez pas tremper les moules trop longtemps car la gelée fondrait et se liquéfierait.

Croûtons à la tomate et au roquefort

Pour 4 personnes
Préparation : 10 min

2 tranches de pain Poilâne de 1 cm d'épaisseur
4 tomates bien mûres et sucrées
80 g de roquefort
2 gousses d'ail
3 cuil. à café de thym en fleur
1 cuil. à soupe d'huile d'olive très fruitée
3 gouttes de vinaigre balsamique
Poivre du moulin
Fleur de sel de Guérande

1 Épluchez l'ail. Passez une gousse au presse-ail. Coupez l'autre en deux.

2 Coupez les tranches de pain en deux. Frottez-les des deux côtés avec la gousse d'ail coupée. Lavez les tomates, épépinez-les et coupez-les en dés de 7 mm.

3 Émiettez le roquefort avec une fourchette.

4 Battez l'huile et le vinaigre avec une fourchette pour émulsionner le mélange. Ajoutez les dés de tomate et l'ail pressé. Répartissez ce mélange entre les tranches de pain. Salez et poivrez. Parsemez de thym et de roquefort.

Le thym en fleur est plus parfumé que le thym cueilli après la floraison. Il suffit de cueillir le thym lorsqu'il est fleuri, de le faire sécher dans un endroit frais et sec puis de le conserver à l'abri de la lumière et de l'humidité dans une boîte fermée hermétiquement. Si vous n'avez pas la possibilité de vous livrer à ce petit travail, utilisez le thym que l'on trouve ordinairement.

Barquettes d'endives farcies aux herbes et au saumon fumé

Pour 4 personnes
Préparation : 20 min
Repos : 1 h
2 endives
1 tranche de saumon fumé d'environ 50 g
1 yaourt velouté nature
1 cuil. à soupe d'œufs de lump rouges
2 échalotes
1/2 bouquet de ciboulette
3 branches de cerfeuil
1 branche d'estragon
1/2 citron
Poivre noir du moulin
Sel fin

1 Pelez les échalotes et hachez-les finement pour en obtenir 1 cuillerée à soupe. Rincez la ciboulette, le cerfeuil et l'estragon. Essorez-les. Ciselez la valeur de 2 cuillerées à soupe de ciboulette, d'1 cuillerée à soupe de cerfeuil et d'1 cuillerée à café d'estragon. Pressez le demi-citron.

2 Mélangez le yaourt avec l'échalote, les fines herbes, 2 cuillerées à café de jus de citron et du sel. Laissez reposer 1 h.

3 Détachez les feuilles extérieures des endives. Lavez-les et essuyez-les bien.

4 Coupez le saumon fumé en petits carrés de 5 mm. Ajoutez ceux-ci à la crème aux herbes.

5 Répartissez équitablement la crème au saumon sur 8 grandes feuilles d'endive. Donnez un tour de moulin à poivre sur chaque feuille. Décorez avec les œufs de poisson. Gardez au frais jusqu'au moment de servir.

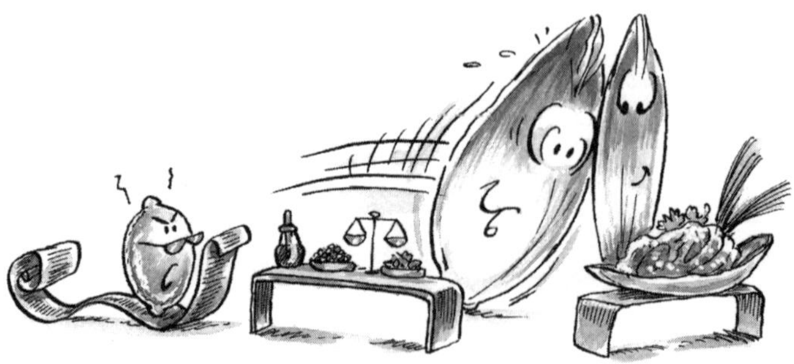

Minestrone

Pour 4 personnes
Trempage : 2 h
Préparation : 35 min
Cuisson : 2 h 30

80 g de petits haricots blancs secs
2 carottes
1 courgette
100 g de chou vert
1 petit blanc de poireau
1 côte de céleri
80 g de haricots verts
2 tomates
3 gousses d'ail
50 g de macaronis courts,
4 queues de persil,
1 branche de thym en fleur,
1 branche d'origan,
1/2 bouquet de basilic à grandes feuilles,
40 g de parmesan fraîchement râpé
Poivre du moulin, sel

1 Faites tremper les haricots blancs pendant 2 h dans une jatte d'eau froide.

2 Égouttez les haricots, mettez-les dans un faitout avec le persil, le thym et l'origan. Ajoutez 3 litres d'eau froide, portez doucement à ébullition. Couvrez, réduisez le feu et laissez cuire 2 h à petits frémissements.

3 Grattez les carottes, lavez-les et coupez-les en dés de 5 mm. Lavez la courgette, ôtez-en les extrémités et coupez-la en dés de même taille que les carottes. Retirez les grosses côtes du chou, lavez-le et coupez-le en petites lanières. Épluchez le blanc de poireau, lavez-le, coupez-le en rondelles très fines. Rincez le céleri et coupez-le également en rondelles fines. Équeutez les haricots verts, lavez-les et coupez-les en petits tronçons. Ébouillantez les tomates, pelez-les, épépinez-les et hachez grossièrement la pulpe. Pelez l'ail et hachez-le.

4 Après 2 h de cuisson des haricots, ajoutez tous les légumes et l'ail dans le faitout. Complétez éventuellement avec 1 à 2 litres d'eau chaude pour que les légumes baignent largement dans le liquide. Salez et poivrez. Couvrez. Laissez cuire 20 min à petit feu.

5 Ajoutez alors les macaronis dans le faitout et laissez cuire encore 10 min.

6 À la fin de la cuisson, retirez le persil, le thym et l'origan. Rincez le basilic et essorez-le. Effeuillez-le et déchirez les feuilles avec les doigts. Ajoutez-les au minestrone.

7 Servez très chaud avec le parmesan à part dans une coupelle.

Potage du marché

Pour 4 personnes
Préparation : 20 min
Cuisson : 35 min
4 carottes
4 pommes de terre
3 poireaux
2 côtes de céleri
1 oignon
4 branches de persil plat
1,5 litre de bouillon de volaille préparé avec
3 cubes ou 3 cuil. à soupe bombées de poudre
5 branches de cerfeuil
Poivre blanc du moulin
Sel

1 Épluchez les carottes, les pommes de terre et les poireaux. Effilez les côtes de céleri. Lavez ces légumes.

2 Coupez les carottes et les poireaux en rondelles. Taillez les côtes de céleri en lamelles. Coupez les pommes de terre en dés. Pelez l'oignon et coupez-le en lamelles. Rincez le persil.

3 Versez le bouillon dans un autocuiseur et portez-le à ébullition.

4 Plongez les légumes et le persil dans le bouillon. Fermez l'appareil et faites monter la pression à feu vif. Dès que la soupape chuchote, réduisez le feu et laissez cuire pendant 30 min.

5 Au moment de servir, mixez le contenu de l'autocuiseur. Rincez le cerfeuil, ciselez-le et parsemez-en le potage. Salez et poivrez.

Si vous êtes pressée, vous pouvez utiliser des légumes surgelés.

Attention : le bouillon est déjà salé ; goûtez avant de rajouter du sel.

Vous pouvez, au moment de servir, lier le potage avec de la crème fraîche ou allégée, ou du yaourt velouté.

Soupe à l'oseille

Pour 4 personnes
Préparation : 15 min
Cuisson : 15 min
400 g d'oseille
4 jaunes d'œufs
75 cl de bouillon de volaille préparé
avec 1 cube 1/2 ou 1 cuil. à soupe 1/2 de poudre
3 branches de cerfeuil
2 pincées de sucre
Poivre blanc du moulin, sel

1 Lavez l'oseille, ôtez les queues et coupez les feuilles en lanières.

2 Faites fondre l'oseille à feu doux dans une casserole à revêtement antiadhésif, jusqu'à ce qu'elle soit tendre. Ajoutez le sucre.

3 Versez le bouillon de volaille dans la casserole, portez à ébullition, puis réduisez le feu et laissez 5 min à feu doux.

4 Battez les jaunes d'œufs à la fourchette en ajoutant 3 cuillerées à soupe de bouillon chaud. Mélangez soigneusement.

5 Versez les œufs dans la casserole contenant l'oseille, en remuant vigoureusement avec une cuillère en bois. Faites cuire à feu très doux, sans cesser de remuer, jusqu'à ce que la soupe nappe la cuillère. Salez légèrement et poivrez.

6 Rincez le cerfeuil et ciselez-le. Parsemez-en la soupe.

Servez avec des tranches de pain de campagne grillées.

Vous pouvez utiliser du bouillon de volaille dégraissé.
Si vous le désirez, au moment de servir, liez la soupe avec de la crème fraîche ou allégée, ou du yaourt velouté.

Soupe aux légumes secs et à l'épeautre

Pour 4 personnes
Trempage : 6 h
Préparation : 25 min
Cuisson : 2 h 30

200 g de légumes secs mélangés et d'épeautre (haricots blancs, haricots rouges, haricots noirs, lentilles vertes, lentilles blondes, lentilles roses, pois cassés, etc.) ou 150 g de légumes secs et 50 g d'épeautre
150 g de jambon de Paris
2 carottes
1 oignon
2 blancs de poireaux
2 branches tendres de céleri
2 gousses d'ail
2 cuil. à soupe de bouillon de légumes en poudre
1 brin de romarin
1 branche de thym en fleur
2 clous de girofle
Poivre du moulin, sel

1 Mettez les légumes secs et l'épeautre dans une grande terrine et couvrez-les largement d'eau froide. Laissez tremper pendant 6 h.

2 Égouttez le contenu de la terrine, mettez-le dans une grande casserole, arrosez avec 2 litres d'eau froide, portez doucement à ébullition.

3 Pelez l'oignon, coupez-le en quatre et piquez-le des clous de girofle. Épluchez les gousses d'ail et écrasez-les.

4 Ajoutez aux légumes la poudre de bouillon, l'oignon, l'ail, le thym et le romarin. Réduisez le feu, couvrez et laissez cuire pendant 2 h 30.

5 Pendant ce temps, épluchez les carottes, les blancs de poireaux et le céleri. Lavez-les, puis coupez-les en petits bâtonnets de 3 mm d'épaisseur.

6 Après 2 h de cuisson, ajoutez les légumes, salez et laissez la cuisson s'achever. Lorsque les légumes sont tendres, arrêtez la cuisson. Vérifiez l'assaisonnement. Retirez les quartiers d'oignon, l'ail, le thym et le romarin.

7 Retirez la couenne et le gras du jambon, coupez-le en lanières. Déposez celles-ci dans un ravier ou une petite assiette.

8 Servez la soupe bien chaude avec le jambon à part.

L'épeautre est une variété de blé dont la valeur nutritive est proche de celle du blé tendre. Il se prépare comme le riz.

Soupe à l'oignon, à la tomate et au cerfeuil

Pour 4 personnes
Préparation : 10 min
Cuisson : 1 h
300 g d'oignons
4 tomates mûres
1 litre de bouillon de volaille corsé, dégraissé, préparé avec 2 cubes ou 2 cuil. à soupe bombées de poudre de bouillon
3 branches de cerfeuil
Poivre du moulin, sel

1 Pelez les oignons et coupez-les en lamelles fines. Faites-les fondre 20 min à feu doux et à couvert dans une sauteuse à revêtement antiadhésif, avec 5 cuillerées à soupe de bouillon.

2 Ébouillantez les tomates, pelez-les, épépinez-les et coupez la pulpe en dés.

3 Après 20 min de cuisson, retirez les oignons et gardez-les sur une assiette.

4 Mettez les tomates et le reste du bouillon dans la sauteuse. Couvrez et laissez cuire 30 min à feu doux.

5 Mixez le contenu de la sauteuse. Ajoutez à nouveau les oignons, couvrez et laissez cuire encore 10 min. Salez et poivrez.

6 Rincez le cerfeuil et ciselez-le. Parsemez-en la soupe au moment de servir.

Attention, le court-bouillon est déjà salé ; goûtez avant d'ajouter du sel.

Vous pouvez, juste avant de servir, lier la soupe avec de la crème fraîche ou allégée ; ou du yaourt velouté.

Crème de potiron

Pour 4 personnes
Préparation : 10 min
Cuisson : 15 min
800 g de potiron
40 cl de lait demi-écrémé
2 gousses d'ail
1 brin de thym en fleur
1 clou de girofle
3 grains de poivre noir
4 branches de cerfeuil
Poivre du moulin
Sel

1 Coupez le potiron en quatre, retirez l'écorce. Enlevez toutes les graines et les filaments. Coupez la pulpe en gros cubes. Pelez l'ail et coupez-le en lamelles.

2 Faites bouillir le lait dans un autocuiseur (marmite à pression), ajoutez le potiron et l'ail. Salez. Enfermez le thym, le clou de girofle et les grains de poivre dans une mousseline, ficelez-la et mettez-la également dans l'autocuiseur.

3 Fermez l'autocuiseur et faites monter la pression sur feu vif. Réduisez le feu à partir du chuchotement de la soupape et laissez cuire 10 min.

4 Lorsque la cuisson est achevée, retirez la mousseline, puis mixez le contenu de la marmite. Rectifiez l'assaisonnement.

5 Rincez le cerfeuil, essorez-le et hachez-le finement. Parsemez-en la crème, ajoutez le beurre et servez.

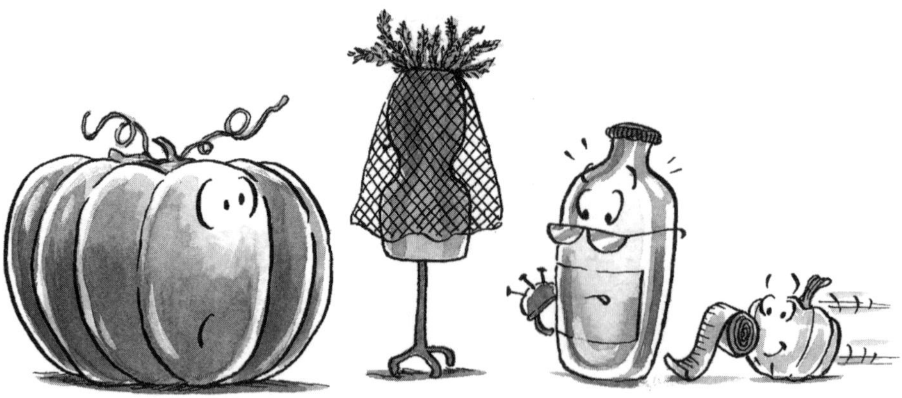

Velouté de tomates

Pour 4 personnes
Préparation : 20 min
Cuisson : 40 min
1 kg de petites tomates bien mûres
1 carotte
50 cl de bouillon de légumes, préparé avec 1 cube ou 1 cuil. à soupe de poudre
6 branches de persil plat
5 branches d'estragon
Poivre, sel

1 Préchauffez le four à 220 °C, thermostat 8.

2 Lavez les tomates et essuyez-les. Posez-les sur la grille du four, au-dessus de la lèchefrite ; et faites-les cuire pendant 30 min, en les retournant toutes les 10 min, jusqu'à ce que la peau boursoufle et noircisse.

3 Pelez les échalotes et coupez-les en lamelles. Pelez la carotte, lavez-la et coupez-la en rondelles. Rincez le persil et l'estragon.

4 Faites fondre les échalotes et la carotte à feu doux dans une sauteuse à revêtement antiadhésif pendant quelques minutes. Arrosez avec le bouillon, ajoutez le persil et l'estragon. Portez à ébullition. Couvrez et laissez frémir pendant 30 min.

5 Sortez les tomates du four et laissez-les refroidir.

6 Pelez les tomates et retirez les pépins.

7 Après 30 min de cuisson, retirez l'estragon et le persil de la sauteuse. Ajoutez la pulpe des tomates. Passez le tout au moulin à légumes, grille moyenne. Salez légèrement et poivrez.

Attention : le court-bouillon est déjà salé : goûtez avant d'ajouter du sel.

Vous pouvez, au moment de servir, lier le velouté avec de la crème fraîche ou allégée, ou du yaourt velouté.

Thon au concombre et au romarin

Pour 4 personnes
Préparation : 15 min
Macération : 30 min
300 g de thon rouge très frais
1 citron
1 petit concombre
1 échalote
1 branche de romarin frais
2 cuil. à soupe d'huile d'olive
Poivre noir du moulin, sel fin

1 Retirez la peau et les arêtes du thon. Coupez-le en cubes de 2 cm. Lavez-les et essuyez-les soigneusement. Mettez-les dans un plat. Pressez le citron et arrosez le poisson avec le jus obtenu. Effeuillez dessus la branche de romarin. Laissez macérer 30 min au frais, en remuant 2 ou 3 fois.

2 Lavez le concombre et coupez-le en dés de 5 mm.

3 Pelez l'échalote et hachez-la très finement.

4 Mélangez les dés de concombre, l'huile d'olive et l'échalote.

5 Égouttez le thon, salez-le et poivrez-le. Versez le concombre dessus. Mélangez délicatement. Servez aussitôt.

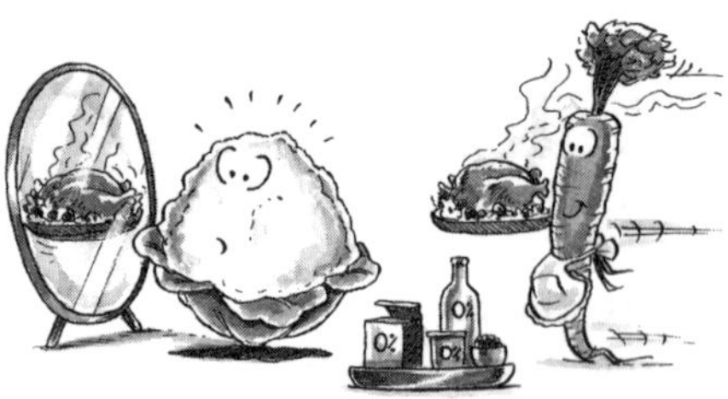

Crevettes épicées ail et coriandre

Pour 4 personnes
Marinade : 1 h
Préparation : 10 min
Cuisson : 1 min
16 grosses crevettes
3 citrons verts
1 cuil. à café de graines de coriandre
1 cm de gingembre frais
1 gousse d'ail
1 cuil. à café de paprika
1 pincée de piment de Cayenne
2 branches de coriandre fraîche, sel

1 Rincez les crevettes et épongez-les soigneusement.

2 Pressez les citrons verts pour obtenir 6 cuillerées à soupe de jus. Écrasez les graines de coriandre. Pelez le gingembre et râpez-le. Pelez l'ail et passez-le au presse-ail.

3 Mélangez le jus de citron, les graines de coriandre, le gingembre, l'ail, le paprika, le piment de Cayenne et du sel dans un plat. Ajoutez les crevettes, retournez-les plusieurs fois dans le mélange, puis laissez-les mariner pendant 1 h en les remuant de temps en temps.

4 Égouttez les crevettes. Faites chauffer une poêle à revêtement antiadhésif. Jetez quelques gouttes d'eau dedans pour vérifier qu'elle est très chaude : l'eau doit grésiller. Mettez les crevettes dans la poêle et faites-les chauffer 1 min à feu vif, sans cesser de remuer.

5 Rincez la coriandre fraîche et hachez-en la valeur de 3 cuillerées à café. Coupez le reste des citrons verts en rondelles.

6 Parsemez les crevettes avec la coriandre hachée et décorez avec les rondelles de citron vert.

Si les crevettes sont crues ou si vous utilisez des gambas, faites cuire les premières environ 3 min et les gambas 5 min au moins (selon leur grosseur), jusqu'à ce qu'elles soient bien rouges.

Noix de Saint-Jacques à la fondue de poireaux

Pour 4 personnes
Préparation et cuisson : 25 min
12 noix de Saint-Jacques
500 g de blancs de poireaux
10 cl de vin blanc
1/2 citron
Poivre du moulin
Sel

1 Épluchez les blancs de poireaux, lavez-les et coupez-les en fines rondelles. Mettez-les dans une sauteuse à revêtement antiadhésif. Salez et poivrez. Laissez-les cuire à feu moyen pendant 20 min, sans couvrir, pour évacuer totalement l'eau de végétation, en remuant régulièrement.

2 Pendant ce temps, lavez les noix de Saint-Jacques et épongez-les soigneusement.

3 Faites chauffer une poêle à revêtement antiadhésif. Lorsqu'elle est très chaude, faites-y dorer les noix de Saint-Jacques 1 min de chaque côté.

4 Retirez les noix de Saint-Jacques de la poêle. Versez-y le vin blanc en grattant le fond de la poêle avec une spatule en bois. Laissez bouillir 1 min.

5 Pressez le demi-citron. Réduisez le feu sous la poêle, ajoutez 2 cuillerées à soupe de jus de citron. Remettez les noix de Saint-Jacques dans la poêle. Salez et poivrez. Laissez mijoter 2 min.

6 Servez les noix de Saint-Jacques avec la fondue de poireaux.

Vérifiez la température de la poêle en y versant un peu d'eau : si la poêle est chaude l'eau doit former immédiatement des gouttelettes.

Au moment de servir, vous pouvez ajouter, avec le jus de citron, de la crème fraîche ou allégée, ou du yaourt velouté.

Terrine de lotte à la tomate

Pour 4 personnes
Préparation : 20 min
Cuisson : 1 h 10
Refroidissement : 3 h

- 1 queue de lotte de 600 g
- 20 cl de vin blanc
- 1 bouquet garni
- 3 tomates
- 1 cuil. à café de concentré de tomates
- 1 cuil. à café de fécule
- 100 g de fromage blanc à 20 % de matière grasse
- 3 œufs
- 1 bouquet d'aneth
- Poivre blanc du moulin, sel

1 Retirez soigneusement la peau de la lotte si le poissonnier ne l'a pas fait. Rincez le poisson.

2 Versez le vin blanc dans une casserole, portez à ébullition et laissez bouillir pendant 1 min. Plongez la lotte dans le vin, ajoutez le bouquet garni. Salez et poivrez. Versez de l'eau à hauteur du poisson. Faites cuire 20 min à feu doux, sans laisser bouillir.

3 Préchauffez le four à 210 °C, thermostat 7.

4 Plongez les tomates 30 secondes dans de l'eau bouillante, égouttez-les, pelez-les, épépinez-les et hachez grossièrement la pulpe.

5 Mettez les tomates dans une casserole à revêtement antiadhésif. Délayez la fécule avec 2 cuillerées à soupe d'eau froide et ajoutez-la aux tomates. Faites cuire 5 min à feu moyen sans cesser de remuer.

6 Battez les œufs en omelette. Hors du feu, ajoutez aux tomates le fromage blanc, les œufs et le concentré de tomates. Salez et poivrez.

7 Égouttez la lotte, coupez-la en petits cubes et retirez l'arête. Rincez l'aneth, épongez-le et hachez-le. Roulez les morceaux de lotte dans l'aneth.

8 Déposez la lotte dans un petit moule à cake à revêtement antiadhésif et versez délicatement la préparation dessus.

9 Versez de l'eau chaude dans un plat à four (bain-marie). Posez le moule dedans, mettez au four et laissez cuire pendant 45 min.

10 Lorsque la terrine est ferme, retirez-la du bain-marie et laissez-la refroidir totalement. Démoulez au moment de servir.

Vous pouvez doubler les proportions de ce plat et en congeler la moitié.

Tartare de saumon

Pour 4 personnes
Préparation : 10 min
300 g de saumon cru sans peau
4 belles feuilles vertes de salade feuille de chêne
4 cuil. à soupe de jus de citron vert très froid
2 branches d'aneth
2 cuil. à soupe d'huile d'olive parfumée
Poivre blanc du moulin, fleur de sel de Guérande

1 Lavez les feuilles de salade, essorez-les et coupez-les en lanières. Gardez-les au frais.

2 Hachez finement la chair du saumon. Vérifiez qu'il ne reste pas d'arêtes.

3 Rincez l'aneth, épongez-le et hachez-le grossièrement.

4 Disposez les lanières de salade sur 4 petites assiettes froides. Déposez le saumon dessus en formant un cône. Arrosez de jus de citron vert et d'huile d'olive. Parsemez d'aneth. Salez et poivrez. Servez aussitôt.

Carpaccio de daurade

Pour 4 personnes
Congélation : 15 min
Préparation : 15 min
250 g de filets de daurade, sans peau
2 citrons
2 cuil. à café d'huile d'olive vierge extra
1 branche de persil frisé
2 pincées de gingembre en poudre
Poivre blanc du moulin
Fleur de sel de Guérande

1 Lavez les filets de poisson. Séchez-les soigneusement. Mettez-les 15 min au congélateur pour qu'ils durcissent.

2 Coupez les citrons en rondelles fines. Rincez le persil, essorez-le et hachez-le.

3 Après 15 min, coupez les filets de poisson en tranches d'1 mm d'épaisseur. Disposez ces tranches sur 4 assiettes. Badigeonnez-les d'huile avec un pinceau. Poudrez de gingembre, salez et poivrez.

4 Garnissez les assiettes avec les rondelles de citron et décorez avec le persil. Servez aussitôt.

Saumon en gelée à l'aneth et aux baies roses

Pour 4 personnes
Préparation : 20 min
Cuisson : 10 min
Réfrigération : 6h30

1 pavé de saumon de 400 g, sans peau
3 œufs
1 bouquet d'aneth
50 cl de fumet de poisson préparé avec 1 cube ou 1 cuil. à soupe de poudre de fumet instantané
4 feuilles de gélatine
1/2 citron
1 cuil. à café de baies roses, poivre du moulin, sel

1 Mettez une terrine à rafraîchir dans le congélateur, puis faites mollir les feuilles de gélatine dans un bol d'eau froide.

2 Plongez les œufs dans une casserole d'eau bouillante et laissez-les cuire 10 min. Égouttez-les et laissez-les refroidir.

3 Portez le bouillon à ébullition. Plongez-y le saumon, réduisez le feu et laissez-le cuire 8 min à feu doux, sans laisser bouillir.

4 Retirez le saumon avec une écumoire et coupez-le en gros bâtonnets, en retirant soigneusement les arêtes.

5 Filtrez le bouillon dans une passoire fine. Essorez la gélatine avec vos doigts et plongez-la dans le bouillon chaud. Mélangez jusqu'à ce qu'elle soit totalement dissoute. Ajoutez 2 cuillerées à soupe de jus de citron au bouillon. Laissez refroidir.

6 Versez 5 mm de gelée dans la terrine et faites prendre 30 min au réfrigérateur.

7 Écalez les œufs durs et écrasez-les grossièrement à la fourchette. Ciselez l'aneth. Écrasez les baies roses avec un pilon.

8 Disposez joliment les bâtonnets de saumon, les œufs écrasés, l'aneth et les baies roses dans la terrine sur le fond de gelée légèrement solidifié. Versez doucement dessus le reste de la gelée liquide. Laissez prendre pendant 6 h au réfrigérateur.

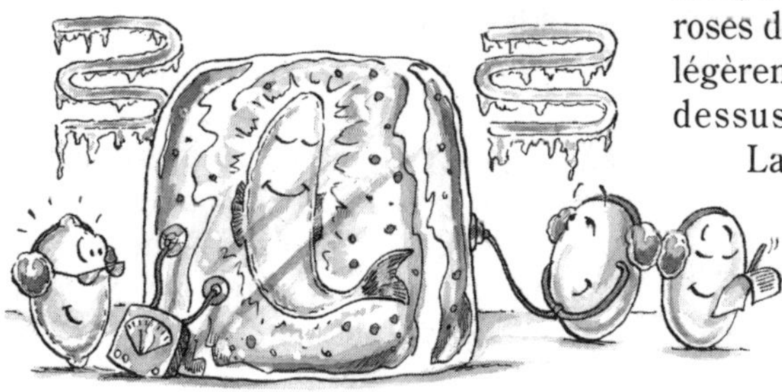

Œufs cocotte aux épinards

Pour 4 personnes
Préparation : 10 min
Cuisson : 10 min
4 œufs très frais
12 feuilles d'épinards
8 cuil. à soupe de fromage blanc à 20 % de matière grasse
1 pincée de noix de muscade fraîchement râpée
Poivre blanc du moulin
Sel fin

1 Préchauffez le four à 180 °C, thermostat 6.

2 Lavez les feuilles d'épinards et épongez-les soigneusement dans un linge propre. Coupez-les en lanières.

3 Mélangez le fromage blanc avec la noix de muscade. Salez et poivrez.

4 Tapissez 4 ramequins avec les feuilles d'épinards. Déposez dessus 1 cuillerée de fromage blanc assaisonné. Cassez un œuf dans chaque ramequin et recouvrez avec le reste du fromage blanc.

5 Versez de l'eau chaude dans un grand plat allant au four. Déposez les ramequins dans ce plat et faites cuire au four pendant 10 min environ.

Carpaccio de bœuf

Pour 4 personnes
Congélation : 15 min
Préparation : 15 min
160 g de filet de bœuf
2 cuil. à soupe d'huile d'olive vierge extra très parfumée
4 branches de cerfeuil
Fleur de sel de Guérande

1 Mettez la viande 15 min au congélateur pour qu'elle durcisse.

2 Faites refroidir 4 assiettes au réfrigérateur.

3 Rincez le cerfeuil, essorez-le et ciselez-le grossièrement.

4 Coupez la viande en très fines tranches presque transparentes. Disposez-les sur les assiettes. Badigeonnez-les d'huile avec un pinceau. Salez et poivrez. Parsemez de cerfeuil. Servez aussitôt.

Jambon persillé

Pour 4 personnes
Préparation : 20 min
Cuisson : 40 min
Réfrigération : 12 h

- 400 g de jambon à l'os en un seul morceau
- 2 sachets de gelée au madère en poudre
- 3 gousses d'ail
- 4 échalotes
- 2 bouquets de persil
- 15 cl de vin blanc sec
- 10 cl de madère
- 1 bouquet garni
- 1 cuil. à café de grains de poivre

1 Versez le vin blanc et le madère dans une casserole, portez à ébullition et laissez bouillir 1 min. Épluchez 2 échalotes.

2 Déposez le jambon dans une cocotte, ajoutez le vin blanc et le madère, le bouquet garni, les 2 échalotes pelées et le poivre en grains. Couvrez et faites chauffer à feu doux.

3 Versez la gelée dans 1 litre d'eau froide, mélangez et faites chauffer à feu doux jusqu'aux premiers frémissements. Ajoutez immédiatement cette gelée au jambon. Laissez cuire doucement pendant 40 min.

4 Pelez 2 échalotes et les gousses d'ail. Hachez-les finement. Rincez le persil, essorez-le et hachez-le finement également.

5 Après 40 min de cuisson, égouttez le jambon et coupez-le en gros dés.

6 Disposez dans une terrine rectangulaire les dés de jambon et le hachis persil-échalote-ail, en couches alternées. Retirez le bouquet garni du liquide de cuisson du jambon. Passez-le dans une passoire pour éliminer les échalotes et les grains de poivre, puis versez-le doucement dans la terrine. Mettez au réfrigérateur et laissez prendre en gelée pendant 12 h au moins.

Vous pouvez doubler les proportions et congeler une partie de la préparation.

Faux tartare de radis

Pour 4 personnes
Préparation : 15 min
2 bottes de radis
1 poignée de cresson
1 cuil. à soupe de jus de citron
2 cuil. à soupe d'huile de colza
1 pointe de couteau d'harissa
2 branches de coriandre
Poivre du moulin
Sel

1 Ôtez les fanes, les petites membranes blanches et les racines des radis. Lavez-les. Coupez-les en dés de 2 mm.

2 Lavez le cresson et essorez-le. Rincez la coriandre, essorez-la et hachez-en finement la valeur d'1 cuillerée à soupe.

3 Versez l'huile dans une tasse, ajoutez le jus de citron, salez et poivrez. Émulsionnez la sauce en battant avec une fourchette. Ajoutez la harissa et la coriandre.

4 Arrosez les radis avec la sauce précédente et mélangez soigneusement.

5 Répartissez le cresson dans 4 assiettes, ajoutez dessus le tartare de radis et servez sans attendre.

Vous pouvez utiliser du jus de citron vert qui se marie très bien à la coriandre.

Feuilles de roquette au concombre et au citron

Pour 4 personnes
Préparation : 15 min
4 poignées de feuilles de roquette
1 petit concombre
1 citron
3 branches de cerfeuil
2 cuil. à soupe d'huile de colza
Poivre du moulin, sel fin

1 Lavez et essorez les feuilles de roquette, coupez en deux celles qui sont grandes. Tapissez-en 4 assiettes.

2 Pelez le citron à vif, en entamant la pulpe et retirez soigneusement toutes les peaux blanches. Coupez le citron en fines rondelles. Déposez-les sur la roquette.

3 Lavez le concombre et coupez-le en dés de 3 mm. Parsemez-en la roquette et le citron.

4 Arrosez chaque assiette avec 1 cuillerée à café d'huile. Poivrez et salez légèrement.

5 Rincez le cerfeuil, essorez-le et effeuillez-le. Décorez-en les assiettes et servez sans attendre.

Si vous le souhaitez, vous pouvez ajouter des petits dés de tomate.

Betteraves à la mâche et aux noix

Pour 4 personnes
Préparation : 10 min
2 betteraves crues
150 g de mâche
12 cerneaux de noix
1 gousse d'ail
1 échalote
1/2 citron
2 cuil. à soupe d'huile de noix
Sel

1 Épluchez les betteraves et lavez-les. Râpez-les finement.

2 Lavez la mâche et essorez-la.

3 Brisez les cerneaux de noix avec les doigts. Pelez l'ail et passez-le au presse-ail. Épluchez l'échalote et hachez-la finement.

4 Mettez les betteraves, la mâche, les noix, l'ail et l'échalote dans un saladier.

5 Pressez le citron. Mélangez 1 cuillerée à soupe de son jus avec l'huile de noix. Fouettez à la fourchette pour émulsionner le mélange. Salez. Versez dans le saladier. Mélangez au moment de servir.

Si vous ne trouvez pas de betteraves crues, vous pouvez les remplacer par des betteraves cuites.

Salade verte aux courgettes

Pour 4 personnes
Préparation : 15 min
1 cœur de laitue
2 poignées de mesclun
3 jeunes courgettes
2 tomates
60 g de mozzarella
2 tranches de jambon cru, séché
1 gousse d'ail
12 petites feuilles de basilic
1 cuil. à soupe de jus de citron
2 cuil. à soupe d'huile d'olive vierge extra parfumée
Poivre noir du moulin, sel

1 Lavez les tomates, retirez le pédoncule, coupez-les en six et épépinez-les. Mettez-les dans un saladier et arrosez-les d'huile. Salez légèrement.

2 Lavez le cœur de laitue et le mesclun et essorez-les.

3 Lavez les courgettes, retirez les extrémités, coupez-les en deux dans la longueur, puis recoupez-les en tranches de 7 mm d'épaisseur.

4 Coupez la mozzarella en petits dés. Salez-les légèrement et poivrez-les.

5 Retirez le gras du jambon et coupez les tranches en lanières.

6 Ajoutez dans le saladier les salades, les courgettes, le jambon, l'ail et le jus de citron. Pelez l'ail et passez-le au presse-ail au-dessus du saladier. Mélangez bien.

7 Garnissez avec les dés de mozzarella et les feuilles de basilic. Servez aussitôt.

Salade de haricots verts

Pour 4 personnes
Préparation : 15 min
Cuisson : 8 min

500 g de haricots verts très fins
1/2 cœur de laitue
1/2 botte de cresson
1 bouquet de persil plat
1 bouquet de cerfeuil
1 bouquet de ciboulette
2 cuil. à soupe de moutarde Savora
2 cuil. à soupe de moutarde forte
1 échalote
1 cuil. à soupe d'huile de noisette
1 cuil. à soupe d'huile d'olive
1 cuil. à café de vinaigre de vin à la framboise
Sel

1 Faites bouillir une casserole d'eau. Équeutez les haricots verts et lavez-les. Salez l'eau bouillante, plongez-y les haricots et laissez-les cuire 5 min à partir de la reprise de l'ébullition, sans couvrir. Ils doivent être juste tendres.

2 Égouttez les haricots verts en conservant 3 cuillerées à soupe de leur eau de cuisson. Passez-les dans de l'eau glacée pour arrêter la cuisson et préserver leur couleur, égouttez-les à nouveau et laissez refroidir totalement.

3 Lavez et essorez le cœur de laitue et le cresson. Coupez les feuilles de laitue en petites lanières.

4 Dans un saladier, mélangez les deux moutardes, les 3 cuillerées à soupe d'eau de cuisson des haricots et le vinaigre. Incorporez les deux huiles en battant à la fourchette pour émulsionner la sauce.

5 Lavez et essorez le persil, le cerfeuil et la ciboulette. Ciselez-les. Pelez l'échalote et hachez-la finement.

6 Ajoutez dans le saladier les haricots verts, la laitue, le cresson, les fines herbes et l'échalote. Mélangez soigneusement.

Si vous ne trouvez pas de haricots verts extra-fins dits aussi « aiguilles », prolongez la cuisson jusqu'à ce que les légumes soient juste tendres, sans les laisser ramollir.

Salade de feuilles et d'herbes

Pour 4 personnes
Préparation : 15 min
200 g de mesclun
1 grosse poignée de mâche
1 bouquet de ciboulette
12 brins de cerfeuil
24 petites feuilles de basilic
12 petites feuilles de menthe
2 brins de coriandre
1 cuil. à café de vinaigre de vin vieux
Quelques gouttes de vinaigre de xérès
2 cuil. à soupe d'huile d'olive fruitée
Poivre noir du moulin
Sel

1 Lavez le mesclun et la mâche. Essorez-les.

2 Rincez la ciboulette, le cerfeuil et la coriandre. Effeuillez le cerfeuil. Ciselez la ciboulette et la coriandre.

3 Mettez les salades et toutes les fines herbes dans un saladier.

4 Versez l'huile et les vinaigres dans un bol. Salez et poivrez. Émulsionnez la sauce en battant avec une fourchette. Versez dans le saladier et mélangez.

Soyez exigeante au moment de l'achat des salades et des fines herbes, elles doivent être très fraîches.

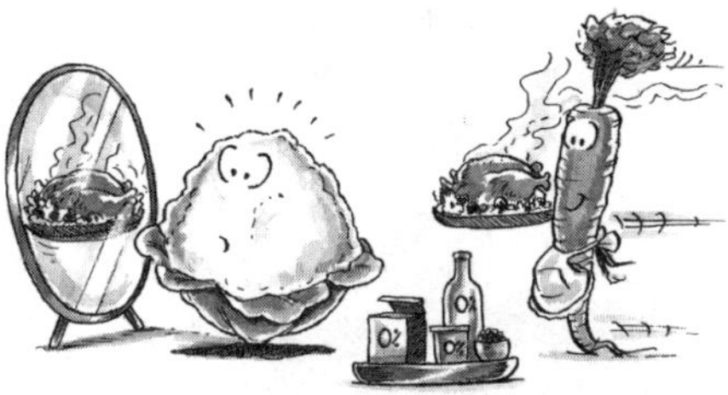

Salade romaine à l'orange

Pour 4 personnes
Préparation : 10 min
1 salade romaine
2 oranges Navel
1 petit oignon rouge
2 branches de cerfeuil
2 cuil. à soupe d'huile de noix
1 cuil. à café de vinaigre balsamique
Poivre noir du moulin
Sel

1 Lavez la salade, essorez-la. Ne gardez que les feuilles tendres et coupez-les en fines lanières.

2 Pelez les oranges à vif en entamant la pulpe, en prenant soin de récupérer le jus qui s'écoule pendant cette opération. Retirez toutes les peaux blanches des membranes. Coupez les oranges en fines tranches.

3 Pelez l'oignon et coupez-le en fines rondelles. Rincez le cerfeuil, épongez-le et ciselez-le.

4 Mélangez le jus d'orange recueilli avec le vinaigre et l'huile. Salez et poivrez.

5 Répartissez les lanières de salade dans 4 assiettes, ajoutez les rondelles d'orange et d'oignon. Arrosez avec la sauce et poudrez de cerfeuil.

Si vous n'avez pas de vinaigre balsamique, remplacez-le par 2 cuillerées à café de vinaigre de xéres.

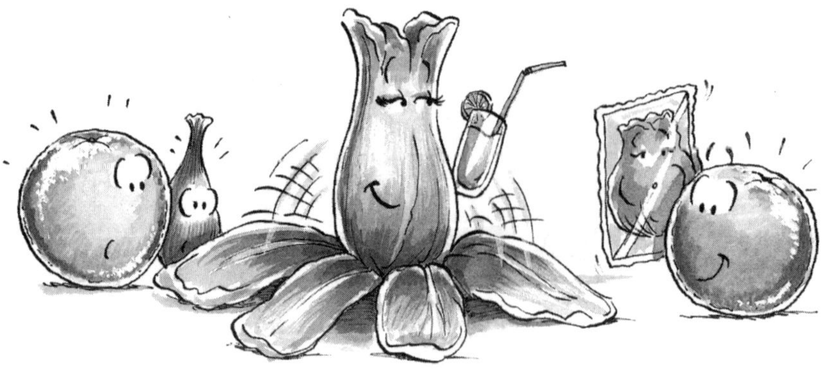

Timbale de pois cassés

Pour 4 personnes
Préparation : 15 min
Cuisson : 1 h
Refroidissement : 2 h
200 g de pois cassés
2 œufs
100 g de fromage blanc à 20 % de matière grasse
1 carotte
1 oignon
Quelques feuilles de laitue
1 morceau de sucre
1 bouquet garni
Poivre du moulin
Sel

1 Faites bouillir une casserole d'eau. Plongez-y les pois cassés pendant 5 min. Égouttez-les.

2 Faites à nouveau bouillir de l'eau. Pelez la carotte et l'oignon. Coupez-les en rondelles. Rincez les feuilles de laitue.

3 Mettez les pois cassés dans un autocuiseur (marmite à pression) avec la carotte, l'oignon, les feuilles de laitue, 1 morceau de sucre, le bouquet garni, du poivre et du sel. Couvrez d'eau bouillante à hauteur des légumes. Fermez l'autocuiseur. Laissez cuire 20 min à partir du chuchotement de la soupape.

4 Préchauffez le four à 160 °C, thermostat 5.

5 Égouttez les pois en conservant le jus de cuisson. Retirez le bouquet garni. Passez les pois au moulin à légumes, grille moyenne. Si la purée est trop épaisse, ajoutez 1 à 2 cuillerées à soupe de jus de cuisson.

6 Battez les œufs en omelette. Ajoutez-les à la purée ainsi que le fromage blanc. Répartissez la préparation dans 4 grands ramequins.

7 Versez de l'eau chaude dans un grand plat allant au four. Posez-y les ramequins, mettez au four et faites cuire pendant 40 min.

8 Laissez refroidir les timbales hors du bain-marie pendant 2 h avant de les démouler.

Terrine de légumes à la ciboulette

Pour 4 personnes
Préparation : 15 min
Cuisson : 1 h
Réfrigération : 6 h

200 g de purée de carottes
200 g de purée de céleri-rave
200 g d'épinards hachés cuits, en purée
3 œufs
150 g de fromage blanc lisse à 20 % de matière grasse
20 brins de ciboulette
3 branches de cerfeuil
1 cuil. à café de cumin en poudre
3 pincées de noix de muscade
Sel au céleri
Poivre, sel

1. Préchauffez le four à 140 °C, thermostat 4.

2. Cassez les œufs dans une jatte. Brouillez-les et ajoutez le fromage blanc. Mélangez bien.

3. Mettez les purées dans 3 assiettes différentes.

4. Répartissez le mélange œufs-fromage blanc de manière équivalente entre les purées. Ajoutez le cumin dans la purée de carottes, la noix de muscade dans les épinards et du sel au céleri dans la purée de céleri. Assaisonnez. Attention à la purée de céleri ; déjà salée avec le sel au céleri.

5. Rincez la ciboulette et le cerfeuil et ciselez-les. Mélangez-les.

6. Versez la purée la plus dense dans un moule à cake à revêtement antiadhésif. Saupoudrez avec la moitié du cerfeuil et de la ciboulette. Recouvrez avec la deuxième purée, parsemez du reste du cerfeuil et de la ciboulette. Terminez par la dernière purée.

7. Mettez au four dans un bain-marie d'eau frémissante et laissez cuire pendant 1 h.

8. Laissez refroidir la terrine à température ambiante, puis laissez-la 6 heures au réfrigérateur.

Servez cette terrine avec une sauce au yaourt et à la ciboulette rehaussée de quelques gouttes de sauce Tabasco.

Rubans de légumes tièdes

Pour 4 personnes
Préparation : 15 min
Cuisson : 15 min
3 belles carottes, bien droites
3 courgettes longues, 1 citron
20 cl de bouillon de légumes préparé
avec 1/2 cube ou 1 cuil. à soupe rase de poudre
1/2 cuil. à café rase de Maïzena
1/2 bouquet de cerfeuil
Poivre du moulin, sel

1 Épluchez les carottes et lavez-les. À l'aide du couteau économe, taillez les carottes en longs rubans, de haut en bas. Supprimez la partie centrale fibreuse.

2 Lavez les courgettes, ôtez les extrémités et taillez-les comme les carottes, en jetant le centre qui contient les pépins.

3 Faites bouillir une casserole d'eau. Salez-la. Plongez les rubans de carottes dans l'eau bouillante, laissez-les 3 min, puis ajoutez les rubans de courgettes et laissez la cuisson se poursuivre pendant 5 min.

4 Égouttez immédiatement les légumes et rincez-les sous l'eau froide.

5 Préparez la sauce : délayez la Maïzena avec le bouillon. Faites chauffer à feu doux jusqu'à épaississement de la sauce, sans cesser de remuer. Poivrez.

6 Rincez le cerfeuil, épongez-le et hachez-le. Ajoutez-le à la sauce ainsi que le jus du citron et versez sur les légumes. Servez sans attendre.

Attention, le court-bouillon est déjà salé ; goûtez avant d'ajouter du sel.

Vous pouvez lier la sauce, à feu très doux, avec de la crème fraîche ou allégée, ou du yaourt velouté.

Caviar d'aubergine

Pour 4 personnes
Préparation : 10 min
Cuisson : 15 à 20 min
Réfrigération : de 6 à 12 h

2 aubergines d'environ 300 g chacune
2 gousses d'ail
1/2 citron
4 branches de persil plat
2 cuil. à soupe d'huile d'olive
1/2 cuil. à café de cumin en poudre
1 pincée de coriandre en poudre
1 pincée de sucre
Poivre
Sel

1 Allumez le gril du four.

2 Lavez les aubergines, enlevez le pédoncule, glissez-les sous le gril du four, le plus près possible de la source de chaleur, en les retournant régulièrement. Laissez-les cuire de 15 à 20 min, jusqu'à ce que la peau noircisse et que les aubergines deviennent molles.

3 Ouvrez les aubergines en deux, récupérez la pulpe à l'aide d'une cuillère et mettez-la dans le bol du robot.

4 Pelez l'ail et passez-le au presse-ail au-dessus de la pulpe d'aubergine.

5 Pressez le demi-citron. Rincez le persil et hachez-en la valeur de 3 cuillerées à soupe. Ajoutez le jus du citron, le persil, le cumin et la coriandre dans le robot. Salez et poivrez. Ajoutez le sucre. Faites fonctionner l'appareil. Ajoutez enfin l'huile et faites encore tourner le robot pour obtenir une purée homogène.

6 Versez le caviar d'aubergine dans une jatte et laissez au réfrigérateur de 6 à 12 h.

Servez ce caviar d'aubergine accompagné de tranches de pain de campagne grillées et frottées d'ail.

Hommos

Pour 4 personnes
Trempage : 12 h
Préparation : 10 min
Cuisson : 1 h 30
200 g de pois chiches
3 gousses d'ail
1 citron
2 cuil. à soupe d'huile de sésame
Poivre blanc du moulin
Sel

1 Mettez les pois chiches dans un saladier, couvrez-les largement d'eau froide et laissez-les tremper pendant 12 h.

2 Égouttez les pois chiches, mettez-les dans un faitout, couvrez-les d'eau froide, portez doucement à ébullition, puis laissez cuire pendant 1 h 30. Salez 30 min avant la fin de la cuisson.

3 Lorsque les pois chiches sont tendres, égouttez-les et passez-les au moulin à légumes, grille moyenne.

4 Pelez l'ail et passez-le au presse-ail. Pressez le citron.

5 Ajoutez l'ail, le jus du citron et l'huile de sésame à la purée de pois chiches. Assaisonnez à votre goût. Mélangez bien et laissez refroidir.

Servez avec des tranches de pain de campagne grillées et frottées d'ail.

Taboulé

Pour 4 personnes
Préparation : 15 min
Réfrigération : 3 h
200 g de boulghour
3 tomates mûres et parfumées
1 bouquet de menthe
1 gros bouquet de persil plat
2 citrons
1 cuil. à soupe d'huile d'olive
Poivre du moulin, sel

1 Versez le boulghour dans un saladier. Arrosez-le avec 15 cl d'eau bouillante.

2 Plongez les tomates 30 secondes dans de l'eau bouillante, égouttez-les, pelez-les, épépinez-les et coupez-les en dés de 5 mm.

3 Pressez les citrons. Mélangez les dés de tomate avec le jus de citron et l'huile d'olive. Salez. Poivrez légèrement.

4 Lavez la menthe et le persil. Essorez-les. Hachez-les finement et ajoutez-les aux tomates.

5 Versez le mélange de tomate et d'herbes sur le boulghour. Mélangez soigneusement et laissez reposer 3 h au réfrigérateur, en remuant 3 ou 4 fois.

Si vous trouvez que le taboulé est trop sec, ajoutez du jus de citron.

Soufflé de carottes

Pour 4 personnes
Préparation : 20 min
Cuisson : 40 min

600 g de purée de carottes
100 g de fromage blanc lisse à 20 % de matière grasse
40 g de gruyère râpé
2 œufs entiers, 2 blancs d'œufs
1 cuil. à café de fécule de pomme de terre
2 cuil. à soupe de lait
1 cuil. à café de cumin en poudre
Poivre blanc du moulin, sel

1 Préchauffez le four à 150 °C, thermostat 4.

2 Mettez la purée de carottes dans une casserole à revêtement antiadhésif et faites-la chauffer à feu vif. Délayez la fécule avec le lait froid et ajoutez-la à la purée. Remuez jusqu'à ce que la purée épaississe.

3 Cassez les œufs en séparant les blancs des jaunes. Retirez la purée du feu et incorporez-y le fromage blanc, les jaunes d'œufs, le gruyère et le cumin. Salez, poivrez.

4 Ajoutez une pincée de sel aux 4 blancs d'œufs et battez-les en neige très ferme. Incorporez-les délicatement à la purée.

5 Répartissez la préparation dans 4 moules à soufflé individuels. Mettez au four et laissez cuire 30 min.

6 Après 30 min de cuisson, augmentez la température du four à 180 °C, thermostat 6, et laissez cuire 10 min de plus. Servez dès la sortie du four.

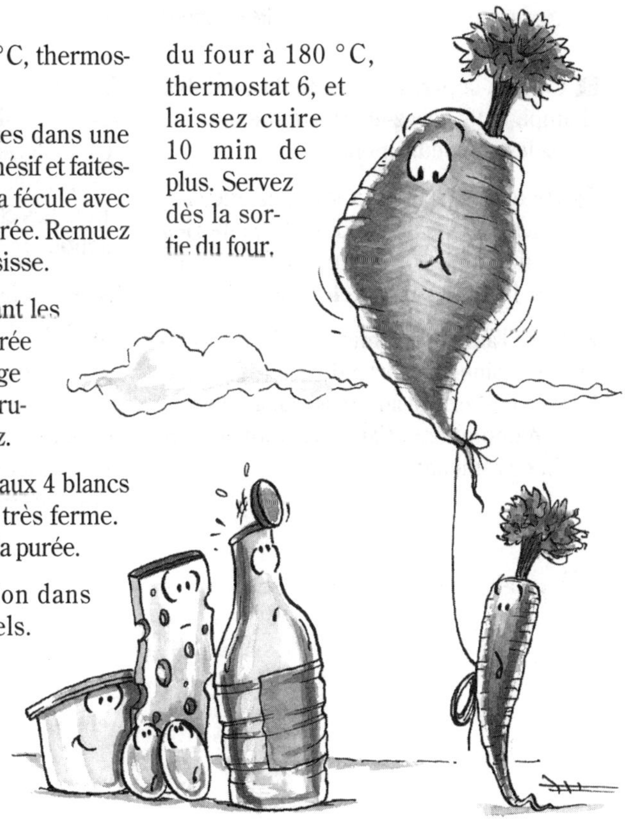

Champignons à la grecque

Pour 4 personnes
Préparation et cuisson : 20 min
500 g de petits champignons de Paris
3 rondelles de citron
1 cuil. à café de graines de coriandre
1 branche de thym en fleur
1 feuille de laurier
1 gousse d'ail
4 cuil. à soupe de vin blanc fruité
1 cuil. à soupe de concentré de tomate
2 branches de persil plat
1 branche de coriandre fraîche
Poivre fraîchement moulu
Sel

1 Coupez la partie terreuse du pied des champignons, lavez-les rapidement et essuyez-les soigneusement.

2 Mettez les champignons dans une sauteuse à revêtement antiadhésif, ajoutez les rondelles de citron pour qu'ils restent blancs. Faites-les cuire à feu moyen.

3 Pelez l'ail. Après 3 min de cuisson, ajoutez les graines de coriandre, le thym et le laurier. Passez l'ail au presse-ail au-dessus des champignons. Faites revenir le tout 1 min en remuant.

4 Versez le vin blanc dans la sauteuse et laissez bouillir 1 min. Ajoutez le concentré de tomate, salez et poivrez. Couvrez et laissez mijoter à feu doux pendant environ 8 min. Les champignons doivent rester croquants.

5 Versez les champignons dans un plat et laissez refroidir.

6 Avant de servir, retirez le thym et le laurier. Rincez le persil et la coriandre. Ciselez la valeur de 2 cuillerées à café de persil et de 2 cuillerées à café de coriandre. Parsemez-en les champignons.

Si la préparation vous semble un peu trop acide, ajoutez 1 pincée de sucre.

Utilisez, si possible, du thym en fleur, plus parfumé.
Si vous n'en avez pas, employez du thym ordinaire.

Les plats et les accompagnements

Pizza aux deux jambons

Pour 4 personnes
Préparation : 25 min
Repos : 1 h
Cuisson : 20 min
Pour la pâte :
250 g de farine type 45
1/4 de paquet de levure de boulanger lyophilisée
1/2 cuil. à café de sel
1 cuil. à café d'huile d'olive vierge extra
Pour la garniture :
100 g de talon de jambon blanc
50 g de jambon fumé
5 tomates olivettes
2 côtes de céleri tendres, 2 échalotes
3 cuil. à soupe de bouillon de volaille corsé dégraissé, préparé avec 1/4 de cube ou 1 cuil. à café rase de poudre instantanée
40 g de gruyère râpé
1 cuil. à café de thym frais en fleur
1 cuil. à café de romarin frais ciselé
1 cuil. à café de sauge fraîche ciselée
Poivre noir du moulin

1 Préparez la pâte : mélangez la levure avec 10 cl d'eau tiède et laissez reposer quelques minutes jusqu'à ce que la levure mousse. Ajoutez l'huile d'olive. Mélangez la farine et le sel. Formez un puits au centre et ajoutez le liquide précédent. Tournez avec une cuillère en bois en incorporant peu à peu la farine. Pétrissez la pâte sur le plan de travail pendant 10 min.

2 Huilez légèrement un saladier, posez-y la pâte, couvrez d'un torchon de cuisine propre et laissez reposer 1h dans un endroit chaud : la pâte doit doubler de volume.

3 Lorsque la pâte est prête, étalez-la sur le plan de travail fariné en un disque d'1 cm d'épaisseur. Déposez ce disque sur une plaque à pâtisserie.

4 Préchauffez le four à 250 °C, th. 9.

5 Préparez la garniture : plongez les tomates 30 secondes dans de l'eau bouillante, pelez-les, épépinez-les et hachez-les grossièrement. Effilez les côtes de céleri, lavez-les et hachez-les grossièrement. Pelez les échalotes et hachez-les.

6 Mélangez les tomates, le céleri, les échalotes, les herbes et le bouillon. Poivrez.

7 Dégraissez les jambons, coupez le jambon blanc en petits dés et le jambon fumé en lanières.

8 Déposez le mélange de légumes et d'herbes sur la pâte. Parsemez de jambon, puis de gruyère. Mettez au four et laissez cuire de 15 à 20 min. Servez aussitôt.

Pizza aux herbes, tomates et mozzarella

Pour 4 personnes
Préparation : 30 min
Cuisson : 25 min
Repos : 1 h
Pour la pâte :
250 g de farine type 45
1/4 de paquet de levure de boulanger lyophilisée
1/2 cuil. à café de sel
4 cuil. à soupe de fines herbes fraîches hachées finement (basilic, origan, sauge, romarin frais)
1 cuil. à café d'huile d'olive vierge extra

Pour la garniture :
4 tomates
120 g de mozzarella
3 oignons rouges
1 cuil. à soupe d'huile d'olive vierge extra
2 gousses d'ail
2 branches de romarin frais
1 cuil. à soupe d'origan séché
2 à 3 branches de basilic
Poivre noir du moulin
Sel

1 Préparez la pâte (voir page 88), en ajoutant les fines herbes et l'huile d'olive.

2 Lorsque la pâte est prête, étalez-la sur le plan de travail fariné, en un disque d'1 cm d'épaisseur.

3 Préchauffez le four à 250 °C, thermostat 9.

4 Pelez les oignons et coupez-les en rondelles fines. Pelez l'ail et passez-le au presse-ail. Ciselez le romarin. Ébouillantez les tomates, épépinez-les et coupez-les en rondelles de 5 mm d'épaisseur.

5 Faites chauffer l'huile dans une poêle et faites-y sauter les oignons pendant 5 min. Ajoutez l'ail et le romarin, salez et poivrez et laissez mijoter doucement pendant 4 min.

6 Râpez la mozzarella. Couvrez la pâte de rondelles de tomate, ajoutez les oignons, l'origan et la mozzarella. Relevez légèrement le tour de la pizza. Transférez-la sur une tôle à pâtisserie, glissez au four et faites cuire pendant 15 min.

7 Rincez le basilic, hachez-en la valeur de 1 cuillerée à soupe. Parsemez-en la pizza cuite et servez.

Sandwich à la viande des Grisons

Pour 4 personnes
Préparation : 10 min
1 baguette de campagne
8 tranches de viande des Grisons
4 feuilles de laitue « feuille de chêne »
4 fromages St Moret
3 cuil. à soupe de yaourt brassé
2 noix
2 gousses d'ail
16 brins de ciboulette
16 brins de persil plat
Poivre noir du moulin, sel

1 Écrasez les St Moret à la fourchette, ajoutez le yaourt pour les assouplir et mélangez.

2 Pelez l'ail et coupez-le en morceaux. Rincez la ciboulette et le persil, coupez-les grossièrement. Mixez les fines herbes et les gousses d'ail. Ajoutez-les aux St Moret. Salez. Poivrez.

3 Cassez les noix et concassez grossièrement les cerneaux.

4 Coupez la baguette en quatre parties égales. Fendez chaque tronçon de pain dans sa longueur.

5 Tartinez toutes les tranches de pain avec le fromage aux fines herbes, parsemez de noix.

6 Lavez et essorez les feuilles de salade, coupez-les en lanières. Disposez-les sur les tartines. Terminez en ajoutant 2 tranches de viande des Grisons et refermez les sandwiches.

Si vous êtes pressée, vous pouvez remplacer le St Moret, l'ail, le yaourt et les fines herbes par du fromage aux fines herbes.

Spaghettis à la bolognaise

Pour 4 personnes
Préparation et cuisson : 30 min

- 400 g de spaghettis frais
- 400 g de macreuse
- 1 grande boîte de tomates pelées (850 g)
- 2 cuil. à soupe de concentré de tomate
- 1 échalote
- 1 oignon
- 1 carotte
- 1 gousse d'ail
- 10 cl de vin blanc sec
- 1 cube de bouillon de bœuf dégraissé
- 1 bouquet garni
- 2 branches de thym en fleur
- 1 cuil. à café d'origan
- 3 pincées de noix de muscade
- Sel au céleri
- Poivre fraîchement moulu, sel

1 Épluchez la carotte et lavez-la. Coupez-la en rondelles. Pelez l'oignon, l'échalote et la gousse d'ail. Hachez l'oignon et l'échalote ; passez l'ail au presse-ail.

2 Faites revenir la carotte, l'oignon, l'échalote et l'ail dans une poêle à revêtement antiadhésif, à feu moyen, pendant quelques minutes. Lorsque l'oignon et l'échalote sont devenus translucides, ajoutez le vin blanc et laissez bouillir jusqu'à évaporation complète.

3 Hachez grossièrement les tomates, ajoutez-les dans la poêle ainsi que leur jus et laissez cuire à petits frémissements, sans couvrir, pendant 10 min.

4 Émiettez le cube de bouillon au-dessus de la préparation, ajoutez le bouquet garni, l'origan, le thym, la noix de muscade, le concentré de tomate et le sel au céleri. Remuez et laissez cuire 10 min à feu très doux.

5 Pendant ce temps, dégraissez la viande si cela paraît nécessaire. Passez-la au hachoir. Faites-la dorer dans une autre poêle. Salez. Ajoutez-la à la sauce tomate.

6 Faites bouillir une grande casserole d'eau. Salez-la. Plongez les spaghettis dans l'eau bouillante, remuez avec une fourchette et laissez cuire 4 min à partir de la reprise de l'ébullition.

7 Égouttez rapidement les spaghettis et versez-les dans un plat creux. Vérifiez l'assaisonnement de la sauce bolognaise, poivrez-la, ôtez le bouquet garni et le thym, versez la sauce sur les spaghettis, mélangez et servez. Vous pouvez ajouter un filet d'huile d'olive pour rehausser le goût.

Tagliatelles fraîches au pistou

Pour 4 personnes
Préparation et cuisson : 10 min
400 g de tagliatelles fraîches
2 bouquets de basilic
2 cuil. à soupe d'huile d'olive très fruitée
3 gousses d'ail
Poivre fraîchement moulu
Sel

1 Faites bouillir une grande quantité d'eau dans un faitout. Salez-la. Plongez-y les tagliatelles, remuez avec une fourchette, puis laissez-les cuire selon le temps indiqué sur l'emballage et selon vos goûts.

2 Lavez le basilic et effeuillez-le. Pelez l'ail et passez-le au presse-ail.

3 Mixez le basilic, ajoutez le yaourt, l'ail, puis l'huile d'olive goutte à goutte, toujours en mixant. Salez et poivrez à votre goût.

4 Égouttez rapidement les tagliatelles, déposez-les dans un plat de service chaud et servez immédiatement avec la sauce au pistou.

Pour éviter que les pâtes ne collent, remuez-les bien jusqu'à la reprise de l'ébullition.

Macaronis aux courgettes

Pour 4 personnes
Préparation et cuisson : 15 min
250 g de macaronis
500 g de courgettes
20 g de parmesan
2 gousses d'ail
2 branches de persil plat
Poivre du moulin, sel

1 Retirez les extrémités des courgettes, lavez-les et coupez-les en très petits cubes.

2 Pelez l'ail et coupez-le en lamelles fines. Faites revenir l'ail pendant 1 min à feu moyen dans une sauteuse à revêtement antiadhésif. Ajoutez les courgettes, mélangez, couvrez, puis laissez cuire à feu doux, de 5 à 8 min, en remuant régulièrement.

3 Pendant ce temps, faites bouillir une grande casserole d'eau. Salez-la. Plongez les pâtes dans l'eau bouillante et remuez jusqu'à la reprise de l'ébullition. Laissez-les cuire environ 10 min. Elles doivent être *al dente.*

4 Râpez finement le parmesan. Rincez le persil et hachez-en la valeur de 3 cuillerées à café.

5 Égouttez rapidement les pâtes en conservant un peu de leur eau de cuisson. Mettez-les dans un plat. Versez les courgettes dessus et liez avec un peu d'eau de cuisson.

6 Parsemez le plat de persil et poudrez de parmesan. Poivrez. Servez sans attendre.

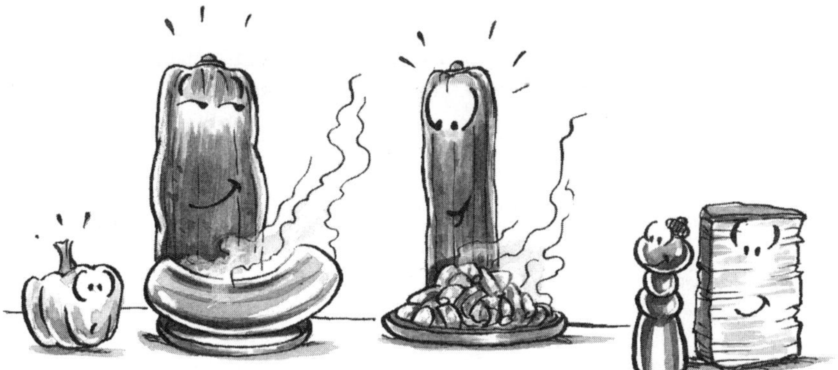

Riz aux légumes

Pour 4 personnes
Préparation : 15 min
Cuisson : 25 min
200 g de riz basmati
200 g de légumes en petits dés de 5 mm (carottes, oignons, céleri)
1 blanc de poireau
50 cl de bouillon de légumes préparé avec 1 cube 1/2 ou 1 cuil. à soupe 1/2 de poudre de bouillon instantané
1 cuil. à soupe d'huile d'arachide
1 ou 2 branches de coriandre
Poivre du moulin
Sel

1 Lavez le riz et égouttez-le.

2 Nettoyez le blanc de poireau et coupez-le en lamelles fines.

3 Versez l'huile dans une sauteuse à revêtement antiadhésif et faites-y revenir doucement les dés de légumes et le poireau.

4 Ajoutez le riz aux légumes, mélangez pendant 2 à 3 min. Salez légèrement si le bouillon est déjà assaisonné. Poivrez.

5 Faites chauffer le bouillon de légumes et versez-le bouillant sur le riz. Laissez reprendre l'ébullition, couvrez, réduisez le feu et laissez cuire pendant 18 min, jusqu'à ce que tout le liquide soit absorbé.

6 Rincez la coriandre et hachez-en la valeur d'1 cuillerée à soupe. Incorporez-la au riz et laissez cuire encore 2 min à découvert.

Pour gagner du temps, vous pouvez utiliser des brunoises de légumes surgelés.

Riz parfumé

Pour 4 personnes
Préparation : 10 min
Cuisson : 30 min

- 200 g de riz basmati long
- 1 gros oignon
- 2 gousses d'ail
- 1 bâton de cannelle de 4 cm de long
- 4 gousses de cardamome blanche
- 4 gousses de cardamome verte
- 1 petit piment sec
- 2 pincées de cumin en poudre
- 1 cuil. à soupe d'huile d'arachide

1. Pelez l'oignon et coupez-le en lamelles fines. Épluchez l'ail et hachez-le. Retirez les graines du piment. Écrasez les gousses de cardamome et récupérez les graines.

2. Faites chauffer l'huile dans une sauteuse à revêtement antiadhésif. Faites-y blondir l'oignon et l'ail de 5 à 6 min.

3. Ajoutez le riz, la cannelle, la cardamome, le piment et le cumin dans la sauteuse. Mélangez pendant 2 min à feu moyen : le riz et la cardamome doivent légèrement dorer.

4. Faites bouillir 50 cl d'eau. Versez l'eau bouillante sur le riz. Salez et poivrez. Mélangez. Couvrez et laissez cuire 20 min environ jusqu'à ce que le riz ait absorbé toute l'eau.

5. Au moment de servir, retirez la cannelle et le piment.

Si vous aimez le mélange de saveurs, vous pouvez ajouter à ce riz une poignée de raisins secs.

Loup au fenouil

Pour 4 personnes
Préparation : 10 min
Cuisson : 20 min
1 loup de 1 kg, vidé mais non écaillé
1 gros bouquet de feuilles vertes de fenouil
le jus d'un citron
1 à 2 branches de basilic
1 branche de menthe
3 branches de cerfeuil
1 cuil. à café de graines de fenouil
Poivre du moulin
Fleur de sel de Guérande

1 Lavez le poisson et essuyez-le délicatement.

2 Rincez les feuilles vertes de fenouil et mettez-en quelques-unes de côté pour la décoration. Rincez le basilic, la menthe et le cerfeuil. Hachez la valeur de 2 cuillerées à café de chacune de ces herbes. Mélangez-les avec quelques feuilles de fenouil et les graines de fenouil.

3 Farcissez le loup avec le mélange d'herbes et de graines.

4 Allumez le gril du four. Déposez le poisson sur la grille de la lèchefrite à 15 cm de la source de chaleur et laissez cuire 8 min.

5 Retournez le poisson délicatement et laissez-le cuire encore 12 min.

6 Retirez la peau du poisson, levez les filets et déposez-les sur un plat. Arrosez-les de jus de citron, parsemez-les de fleur de sel, poivrez, décorez avec les feuilles de fenouil mises de côté.

Ne faites pas écailler le loup car ses écailles protègent la chair et l'empêchent de sécher pendant la cuisson sous le gril.

Gratin de coques à la provençale

Pour 4 personnes
Dégorgement : 2 h
Préparation et cuisson : 35 min

- 2 litres de coques
- 5 tomates
- 1 bouquet garni
- 4 gousses d'ail
- 1/2 bouquet de basilic
- 40 g de gruyère
- Poivre du moulin, sel

1 Lavez les coques à l'eau courante, puis plongez-les dans une bassine d'eau très salée et laissez-les dégorger pendant 2 h.

2 Relavez les coques à l'eau courante, mettez-les dans une grande casserole et faites-les ouvrir à feu vif en secouant souvent le récipient. Retirez-les au fur et à mesure qu'elles s'ouvrent. Jetez celles qui sont restées fermées.

3 Retirez les coques de leurs coquilles, gardez-les au chaud.

4 Filtrez le jus des coques 2 ou 3 fois dans une passoire tapissée d'une gaze ou d'une étamine pour éliminer tout le sable.

5 Plongez les tomates 30 secondes dans de l'eau bouillante, égouttez-les, pelez-les, épépinez-les et hachez grossièrement la pulpe. Pelez l'ail et passez-le au presse-ail.

6 Mettez les tomates et l'ail dans une casserole et faites-les cuire 4 min à feu moyen. Ajoutez le jus des coques. Laissez réduire d'un tiers environ, à feu vif.

7 Allumez le gril du four.

8 Rincez le basilic et hachez les feuilles avec des ciseaux. Ajoutez-les aux tomates. Salez légèrement et poivrez.

9 Répartissez les coques entre 4 petits plats à gratin individuels et versez la sauce tomate dessus. Parsemez de gruyère et faites dorer 3 min le plus près possible du gril.

Lotte à l'américaine

Pour 4 personnes
Préparation : 15 min
Cuisson : 30 min
1 kg de lotte dépouillée
2 tomates
2 échalotes
1 gousse d'ail
1 cuil. à soupe bombée de farine
4 cuil. à soupe de cognac
33 cl (1/3 de litre) de vin blanc
2 cuil. à soupe de concentré de tomates
1 cuil. à café de poivre vert lyophilisé
Poivre du moulin
Sel

1 Pelez les échalotes et hachez-les finement. Pelez l'ail et passez-le au presse-ail. Pelez les tomates, coupez-les en deux, pressez-les pour retirer les pépins, puis hachez la pulpe au couteau.

2 Rincez la lotte, séchez-la dans du papier absorbant. Retirez le cartilage central et coupez-la en cubes de 3 cm. Roulez-les dans la farine.

3 Faites chauffer une sauteuse à revêtement antiadhésif, faites-y rapidement revenir la lotte à feu vif. Faites chauffer le cognac dans une petite casserole, versez-le sur la lotte et flambez. Retirez les morceaux de lotte lorsque les flammes sont éteintes et gardez-les au chaud.

4 Faites fondre les échalotes et l'ail dans la sauteuse. Ajoutez le concentré de tomates, couvrez et laissez mijoter 20 min à petit feu.

5 Versez alors le vin blanc dans la sauteuse, ajoutez le poivre vert, salez, poivrez et portez à ébullition. Remettez la lotte dans la sauteuse, ajoutez les tomates concassées, portez juste à ébullition et retirez du feu dès le premier bouillon. Servez sans attendre.

Vous pouvez ajouter un filet d'huile d'olive sur le plat au moment de servir pour rehausser la saveur de la préparation.

Vérifiez la température de la poêle en y versant un peu d'eau : si la poêle est chaude l'eau doit former immédiatement des gouttelettes.

Sole à l'orange

Pour 4 personnes
Préparation : 10 min
Cuisson : 8 à 10 min

- 4 filets de sole, sans la peau
- 1 orange non traitée
- 1/2 citron
- 2 branches d'aneth
- 1 branche de persil plat
- 2 branches de cerfeuil
- 3 brins de ciboulette
- 4 cuil. à café de crème fraîche liquide
- Poivre fraîchement moulu, sel

1 Préchauffez le four à 200 °C, thermostat 7.

2 Rincez les filets de sole et épongez-les délicatement avec du papier absorbant. Préparez 4 carrés d'aluminium ménager. Posez 1 filet de sole sur chacun.

3 Brossez l'orange sous l'eau tiède et essuyez-la. Râpez finement la moitié du zeste. Coupez le fruit en deux et pressez-le. Pressez également le demi-citron. Rincez l'aneth, le persil, le cerfeuil et la ciboulette. Ciselez la valeur de 2 cuillerées à café d'aneth, d'1 cuillerée à café de persil, de cerfeuil et de ciboulette. Mélangez les deux jus, le zeste râpé et les fines herbes.

4 Répartissez également le mélange précédent sur les filets de sole. Salez et poivrez. Ajoutez 1 cuillerée à café de crème sur chaque filet. Rabattez l'aluminium pour former des papillotes et fermez-les hermétiquement.

5 Posez les papillotes sur la lèchefrite du four et laissez-les cuire de 8 à 10 min. Servez dans les papillotes.

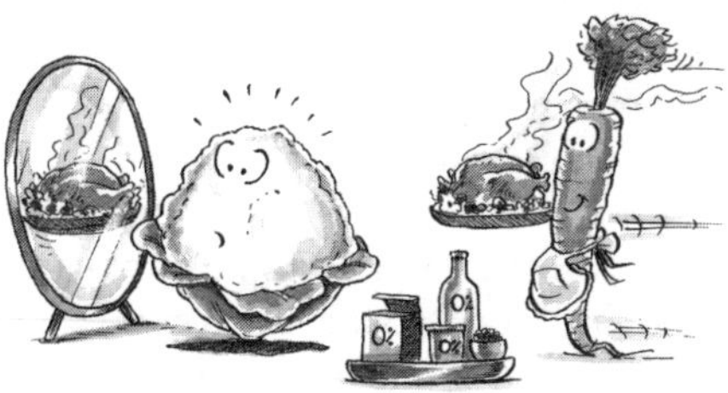

Truite à l'aneth

Pour 4 personnes
Préparation et cuisson : 10 min
4 pavés de truite de mer saumonée, sans peau
1 citron
Quelques branches d'aneth
1 cuil. à soupe du mélange des 5 baies moulu
Sel

1 Lavez les pavés de truite et essuyez-les délicatement avec du papier absorbant. Rangez-les côte à côte dans un plat convenant à la cuisson aux micro-ondes. Pressez le citron. Arrosez le poisson avec le jus obtenu.

2 Couvrez le plat de film étirable spécial micro-ondes. Perforez-le de 2 ou 3 trous pour éviter qu'il ne gonfle et pour laisser la vapeur s'échapper.

3 Mettez le plat dans le four à micro-ondes et laissez cuire 2 min à puissance maximale.

4 Rincez l'aneth et hachez-en la valeur de 4 cuillerées à café.

5 Sortez le plat du four. Retirez le film étirable. Retournez les pavés de truite. Ajoutez l'aneth, parsemez du mélange des 5 baies. Salez.

6 Couvrez d'un nouveau film étirable et percez-le de 2 ou 3 trous. Remettez dans le four et faites cuire 2 min à puissance maximale.

7 Laissez reposer 3 min dans le four.

Disposez les pavés de poisson de façon que la partie la plus mince se trouve au centre du plat. Selon la taille des morceaux de truite, la cuisson sera plus ou moins longue. Surveillez-la attentivement.

Vous pouvez, au moment de servir, déposer une noisette de beurre frais sur chaque pavé de truite.

Le mélange des 5 baies (composé de poivre noir, poivre blanc, poivre vert, piment de la Jamaïque, baies roses) est vendu en flacon équipé d'un petit moulin qui moud les baies directement.

STEAKS DE THON

Pour 4 personnes
Préparation et cuisson : 15 min
1 tranche de thon rouge de 700 g, de 1,5 cm d'épaisseur
8 brins de thym frais en fleur
2 cuil. à café de fleur de sel de Guérande
2 cuil. à café de poivre noir concassé (mignonnette)
1/2 citron

1 Faites chauffer un gril en fonte.

2 Rincez et essuyez soigneusement le thon avec du papier absorbant. Coupez-le en quatre et retirez la peau et les arêtes.

3 Mélangez la fleur de sel, le poivre concassé et le thym effeuillé. Enrobez les steaks de thon de ce mélange, en appuyant pour le faire adhérer.

4 Lorsque le gril est bien chaud, déposez les steaks de thon dessus, laissez-les cuire 2 min, puis retournez-les avec une spatule large et laissez-les cuire 1 min sur l'autre face.

5 Déposez le poisson sur un plat ou dans les assiettes, arrosez chaque tranche de quelques gouttes de citron et servez aussitôt.

ACCOMPAGNEZ CE POISSON DE ROQUETTE ASSAISONNÉE D'UN PEU D'HUILE D'OLIVE ET DE JUS DE CITRON.

LE THYM EN FLEUR EST PLUS PARFUMÉ. SI VOUS N'EN TROUVEZ PAS, REMPLACEZ-LE PAR DU THYM ORDINAIRE.

Daurade au four

Pour 4 personnes
Préparation : 20 min
Cuisson : 40 min
1 daurade de 1,5 kg, vidée et écaillée
5 tomates
2 bulbes de fenouil
1 gros oignon
50 cl de vin blanc sec
1 citron 1/2
2 ou 3 branches de persil plat
1 cuil. à café de graines de fenouil
Poivre du moulin, sel

1 Préchauffez le four à 210 °C, thermostat 7.

2 Coupez les tiges et la base dure des bulbes de fenouil. Coupez-les en petits morceaux. Mettez-les dans un plat pour micro-ondes, couvrez et faites précuire au micro-ondes quelques minutes à puissance maximale.

3 Plongez les tomates 30 secondes dans de l'eau bouillante. Égouttez-les, pelez-les, retirez les pépins et hachez grossièrement la pulpe. Épluchez l'oignon et coupez-le en lamelles. Pressez le demi-citron.

4 Rincez la daurade, essuyez-la soigneusement à l'intérieur et à l'extérieur. Salez et poivrez l'intérieur et l'extérieur. Mettez les graines de fenouil dans le ventre de la daurade et arrosez-la avec le jus de citron.

5 Faites bouillir le vin blanc 2 min.

6 Mettez les tomates, le fenouil et l'oignon dans un plat allant au four. Posez le poisson par-dessus, arrosez avec le vin blanc. Salez et poivrez. Mettez au four et laissez cuire pendant 40 min.

7 Rincez le persil, épongez-le et ciselez-le. Coupez le citron en rondelles.

8 Parsemez la daurade de persil et entourez-la des rondelles de citron au moment de servir.

Rougets grillés au romarin

Pour 4 personnes
Marinade : 12 h
Préparation et cuisson : 10 min
4 rougets barbets de 200 g chacun, en filets avec la peau
2 cuil. à soupe d'huile d'olive
Quelques brins de romarin
2 citrons
Poivre du moulin
Fleur de sel de Guérande

1 Émiettez grossièrement le romarin, versez l'huile dessus et laissez mariner 12 h.

2 Lavez les filets de rouget et essuyez-les soigneusement avec du papier absorbant.

3 Badigeonnez les deux faces des filets avec l'huile aromatisée au romarin.

4 Faites chauffer une poêle à revêtement antiadhésif. Lorsqu'elle est très chaude, faites-y griller les filets de poisson 1 min 30 côté peau. Retournez délicatement les filets avec une spatule et laissez-les cuire 30 secondes côté chair. Salez et poivrez.

5 Coupez les citrons en quartiers. Entourez-en les filets de rouget et servez.

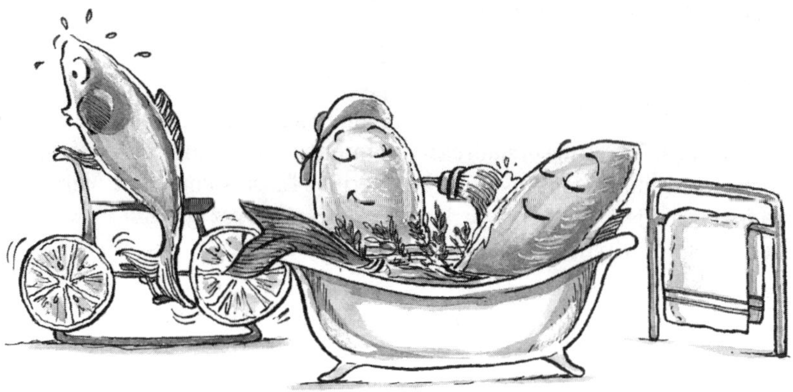

Moules marinière

Pour 4 personnes
Préparation et cuisson : 30 min
3 litres de moules
6 échalotes
25 cl de vin blanc sec
1 blanc de poireau
Les feuilles d'une branche de céleri
2 gousses d'ail
1 bouquet de persil plat
1 brin de thym en fleur
1/2 feuille de laurier
2 pincées de curcuma
1 pincée de piment de Cayenne
Poivre du moulin, sel

1 Plongez les moules dans de l'eau froide. Remuez-les avec la main et grattez-les. Jetez les moules qui ne se referment pas sous la pression des doigts.

2 Pelez les échalotes et hachez-les finement. Nettoyez le blanc de poireau et coupez-le en lamelles fines. Hachez les feuilles de céleri avec des ciseaux. Pelez l'ail et hachez les gousses. Effeuillez les branches de persil et ciselez finement les feuilles.

3 Versez le vin blanc dans une grande casserole, portez à ébullition, ajoutez les échalotes, le poireau, le céleri, l'ail, le poivre, les queues de persil, le thym et le laurier. Couvrez et laissez mijoter 10 min à feu doux.

4 Augmentez le feu au maximum, ajoutez les moules, secouez le récipient et remuez les moules de temps en temps. Retirez les moules ouvertes au fur et à mesure. Gardez-les au chaud. Éliminez les coquillages qui restent fermés.

5 Filtrez le jus de cuisson dans une passoire fine tapissée d'une gaze. Faites-le réduire légèrement. Ajoutez le curcuma, le piment de Cayenne et le persil ciselé. Vérifiez l'assaisonnement. Versez sur les moules et servez aussitôt.

Vous pouvez lier le jus des moules à feu très doux avec de la crème fraîche ou allégée.

Le thym en fleur est plus parfumé. Si vous n'en avez pas, utilisez le thym habituel.

Bouillabaisse

Pour 4 personnes
Préparation et cuisson : 30 min
1 kg de poissons de roche dits « soupe »
200 g de chaque poisson noble : lotte, saint-pierre, sole, merlan, en filets ou en gros dés
3 blancs de poireaux
6 échalotes
6 grosses tomates bien mûres
3 gousses d'ail
20 filaments de safran
Poivre du moulin
Sel

1 Faites bouillir une casserole d'eau. Incisez la peau des tomates en croix, plongez-les 30 secondes dans l'eau bouillante, égouttez-les, pelez-les, coupez-les en deux, ôtez les pépins en pressant les tomates. Hachez grossièrement la pulpe.

2 Rincez les poissons et séchez-les soigneusement avec du papier absorbant. Mettez les arêtes de côté.

3 Faites bouillir 2,5 litres d'eau. Nettoyez les blancs de poireaux et coupez-les en lamelles. Pelez les échalotes et hachez-les. Pelez et hachez l'ail également.

4 Faites revenir les poireaux, les échalotes et l'ail de 2 à 3 min dans une sauteuse à revêtement antiadhésif.

5 Ajoutez les tomates et le safran dans la sauteuse. Salez et poivrez. Laissez cuire de 2 à 3 min. Ajoutez les poissons de roche, augmentez le feu au maximum et faites cuire 5 min en remuant. Ces poissons peuvent se défaire.

6 Versez l'eau bouillante sur les poissons. Dès que l'ébullition reprend, ajoutez la lotte, laissez-la cuire 5 min, puis la sole et le saint-pierre, laissez-les cuire 3 min, puis terminez par le merlan ; laissez cuire 2 min.

7 Déposez les poissons nobles sur un plat chaud avec un peu de bouillon.

8 Passez la soupe au moulin à légumes, grosse grille, et rectifiez l'assaisonnement. Servez immédiatement, avec les poissons nobles à part.

Présentez en même temps du pain grillé frotté d'ail et de la rouille.

Pour préparer de la rouille, mixez 1 gousse d'ail avec 1 piment rouge fort, de la mie de pain, 2 cuillerées à soupe d'huile d'olive vierge extra et 1 yaourt bulgare. Salez et poivrez.

Lapin au quatre-épices

Pour 4 personnes
Préparation : 20 min
Cuisson : 55 min

4 gros morceaux de lapin
25 cl de vin blanc sec fruité
3 carottes
3 échalotes
2 gousses d'ail
2 feuilles de laurier
2 brins de romarin
2 cuil. à soupe de vinaigre balsamique
3 cuil. à café de quatre-épices
1/2 cuil. à café de graines de coriandre
Sel et poivre du moulin

1. Retirez le gras du lapin.

2. Faites chauffer une sauteuse à revêtement antiadhésif et faites-y dorer les morceaux de lapin de tous côtés.

3. Épluchez les carottes et coupez-les en rondelles. Pelez les échalotes et hachez-les. Pelez l'ail et passez-le au presse-ail.

4. Retirez le lapin de la sauteuse. Faites revenir les carottes, les échalotes et l'ail à la place pendant 3 min.

5. Versez le vin blanc et le vinaigre balsamique dans la sauteuse. Grattez le fond du récipient avec une spatule pour dissoudre les sucs, puis laissez bouillir 2 min.

6. Remettez les morceaux de lapin dans la sauteuse. Ajoutez le laurier, le romarin, le quatre-épices et les graines de coriandre. Arrosez avec 10 cl d'eau. Salez et poivrez. Couvrez, réduisez le feu et laissez cuire pendant 45 min à feu doux.

7. Au moment de servir, mettez le lapin dans un plat. Retirez le laurier et le romarin. Versez la sauce sur le lapin.

Vérifiez la température de la poêle en y versant un peu d'eau : si la poêle est chaude l'eau doit former immédiatement des gouttelettes.

Vous pouvez lier la sauce à feu très doux avec de la crème fraîche ou allégée, ou du yaourt velouté.

Lapin en gibelotte

Pour 4 personnes
Préparation : 20 min
Cuisson : 50 min

4 beaux morceaux de lapin
8 échalotes
100 g de lardons fumés, maigres
2 cuil. à soupe de farine
33 cl (1/3 de litre) de vin blanc sec
1 bouquet garni
25 cl de bouillon de volaille préparé avec 1/2 cube ou 1 cuil. à soupe rase de poudre
12 petites pommes de terre à chair ferme
500 g de champignons de Paris
Poivre du moulin, sel

1 Dégraissez les morceaux de lapin. Pelez les échalotes et hachez-les finement.

2 Faites revenir les lardons et les échalotes dans une sauteuse à revêtement antiadhésif. Retirez-les et posez-les sur du papier absorbant.

3 Jetez la graisse contenue dans la sauteuse, puis faites revenir les morceaux de lapin. Lorsqu'ils sont dorés, poudrez-les de farine et mélangez. Arrosez avec le vin blanc et laissez bouillir 2 min.

4 Mettez à nouveau les échalotes et les lardons dans la sauteuse, ainsi que le bouquet garni, le bouillon, du poivre et du sel. Couvrez et laissez frémir 15 min.

5 Épluchez les pommes de terre et lavez-les. Ajoutez-les au lapin après 15 min de cuisson. Couvrez et laissez frémir 20 min.

6 Coupez la partie terreuse du pied des champignons, lavez-les et coupez-les en lamelles. Ajoutez-les à la préparation et laissez mijoter encore 10 min.

7 Retirez le bouquet garni et versez la gibelotte dans un plat de service chaud.

Vous pouvez lier la sauce à feu très doux avec de la crème fraîche ou allégée, ou du yaourt velouté.

Poulet basquaise

Pour 4 personnes
Préparation : 20 min
Cuisson : 50 min
4 beaux morceaux de poulet
4 tomates
2 poivrons rouges
2 poivrons verts
10 cl de vin blanc sec
2 oignons
2 gousses d'ail
1 branche de thym en fleur
1 branche d'origan
Poivre du moulin
Sel

1 Faites bouillir une casserole d'eau, plongez-y les tomates 30 secondes, égouttez-les, pelez-les, épépinez-les et hachez la pulpe grossièrement.

2 Mettez les poivrons sous le gril du four, et faites-les griller jusqu'à ce que la peau noircisse et se boursoufle, en les retournant une ou deux fois. Pelez-les, retirez les graines et les filaments blancs. Coupez la pulpe en lanières.

3 Retirez la peau des morceaux de poulet et dégraissez-les. Faites chauffer une sauteuse à revêtement antiadhésif et faites-y dorer les morceaux de poulet à feu vif.

4 Versez le vin blanc sur le poulet et laissez bouillir 2 min. Salez et poivrez. Couvrez. Laissez mijoter 30 min à feu doux.

5 Pendant ce temps, pelez les oignons et coupez-les en lamelles fines. Épluchez les gousses d'ail et passez-les au presse-ail. Mettez les tomates, les poivrons, les oignons, l'ail, l'origan et le thym dans une autre sauteuse à revêtement antiadhésif. Salez et poivrez. Couvrez. Laissez mijoter 15 min à feu doux.

6 Après 15 min de cuisson, ajoutez les légumes au poulet et laissez la cuisson se poursuivre encore 15 min.

7 Versez le contenu de la sauteuse dans un plat de service chaud. Retirez l'origan et le thym.

Vérifiez la température de la poêle en y versant un peu d'eau : si la poêle est chaude l'eau doit former immédiatement des gouttelettes.

Vous pouvez ajouter un filet d'huile d'olive juste avant de servir pour rehausser la saveur du plat.

Poulet à l'estragon

Pour 4 personnes
Préparation : 15 min
Cuisson : 20 min

- 4 blancs de poulet
- 15 cl de vin blanc sec
- 1 cube de bouillon de volaille ou 1 cuil. à soupe de poudre
- 3 grosses échalotes
- 3 branches d'estragon
- 2 cuil. à café de moutarde à l'estragon
- 1 cuil. à café de moutarde forte
- 2 cuil. à café de farine
- 1 cuil. à café d'huile
- Poivre du moulin, sel

1 Retirez la peau et le gras des blancs de poulet. Épluchez les échalotes et hachez-les finement.

2 Faites chauffer une sauteuse à revêtement antiadhésif et faites-y dorer les blancs de poulet sur les deux faces. Retirez-les et déposez-les sur une assiette. Salez et poivrez.

3 Mettez les échalotes dans la sauteuse et faites-les revenir 3 min sur feu doux en remuant.

4 Saupoudrez les échalotes de farine et mélangez avec une spatule en bois. Arrosez avec le vin blanc et grattez avec la spatule pour dissoudre les sucs de cuisson. Laissez bouillir jusqu'à évaporation totale.

5 Versez 25 cl d'eau dans la sauteuse, portez à ébullition et ajoutez la poudre de bouillon ou émiettez le cube au-dessus de la sauteuse.

6 Réduisez le feu sous la sauteuse, ajoutez la moutarde forte et la moutarde à l'estragon. Mélangez. Remettez les blancs de poulet, couvrez et laissez cuire environ 8 min à feu doux.

7 Rincez l'estragon, effeuillez-le, épongez-le et ciselez-en la valeur de 4 cuillerées à café.

8 Déposez les blancs de poulet sur un plat de service chaud, nappez-les de leur sauce et parsemez d'estragon.

Vérifiez la température de la poêle en y versant un peu d'eau : si la poêle est chaude l'eau doit former immédiatement des gouttelettes.

Pintade aux lentilles

Pour 4 personnes
Préparation : 15 min
Cuisson : 45 min

4 cuisses de pintade
250 g de lentilles vertes du Puy
1 oignon
1 cube 1/2 ou 1 cuil. à soupe 1/2 de bouillon de légumes en poudre
3 clous de girofle
2 feuilles de laurier
Poivre du moulin
Sel

1 Triez les lentilles et lavez-les. Mettez-les dans une grande casserole d'eau froide. Portez à ébullition.

2 Pelez l'oignon et piquez-le des clous de girofle. Ajoutez l'oignon et le laurier aux lentilles. Ajoutez le bouillon en cube ou en poudre. Couvrez, réduisez le feu et laissez frémir pendant 25 min.

3 Pendant ce temps, retirez la peau des cuisses de pintade et dégraissez-les.

4 Après 25 min de cuisson, ajoutez les cuisses de pintade aux lentilles. Salez légèrement et poivrez. Laissez la cuisson se poursuivre pendant 15 min.

5 Pour servir, retirez l'oignon et les feuilles de laurier.

S'il reste des lentilles, vous pouvez les servir avec un pavé de saumon badigeonné de pâte de curry et cuit quelques minutes au four à micro-ondes ou les préparer en salade avec un oignon rouge finement émincé, du vinaigre à la framboise et un peu d'huile d'olive.

Faisan aux légumes

Pour 4 personnes
Préparation : 35 min
Cuisson : 40 min
4 morceaux de faisan
1 kg de petits pois
100 g de carotte
2 côtes de céleri
4 échalotes
75 cl de bouillon de volaille préparé avec
1 cube 1/2 ou 1 cuil. à soupe 1/2 de poudre
2 cuil. à soupe de vinaigre de vin blanc
2 feuilles de laurier
1 pincée de sucre
Poivre du moulin, sel

1 Dégraissez les morceaux de faisan, passez-les sous un filet d'eau froide puis essuyez-les soigneusement avec du papier absorbant. Écossez les petits pois. Pelez la carotte, lavez-la et coupez-la en fins bâtonnets. Effilez le céleri et coupez-le également en fins bâtonnets de façon à en avoir 60 g. Pelez les échalotes et hachez-les.

2 Faites fondre les échalotes à feu doux dans une sauteuse à revêtement antiadhésif. Ajoutez la carotte et le céleri. Versez le vinaigre et laissez bouillir 30 secondes.

3 Ajoutez les petits pois, le laurier et le bouillon dans la sauteuse. Sucrez. Couvrez. Laissez mijoter 10 min à feu doux.

4 Faites chauffer une poêle à revêtement antiadhésif et faites-y dorer rapidement les morceaux de faisan. Salez et poivrez, puis ajoutez la viande aux légumes et poursuivez la cuisson, toujours à couvert, pendant 20 à 25 min.

5 Retirez les morceaux de faisan de la sauteuse. Ôtez le laurier et réduisez les légumes en purée. Versez celle-ci sur un plat, déposez le faisan dessus et servez.

Vérifiez la température de la poêle en y versant un peu d'eau : si la poêle est chaude l'eau doit former immédiatement des gouttelettes.

Cailles braisées

Pour 4 personnes
Préparation et cuisson : 40 min
8 petites cailles vidées
400 g de pleurotes
100 g de ris de veau
50 cl de bouillon de volaille préparé avec 1 cube ou 1 cuil. à soupe de poudre
20 cl de vin blanc
1 échalote
1 cuil. à soupe de farine
1 feuille de laurier
2 clous de girofle
2 branches de persil plat
1 branche de thym en fleur
Poivre du moulin
Sel

1 Lavez soigneusement le ris de veau sous l'eau froide. Mettez-le dans une casserole avec le bouillon froid, portez à ébullition et laissez frémir 4 min. Égouttez le ris, posez dessus une assiette et un poids, et laissez-le reposer 10 min.

2 Essuyez les pleurotes et coupez-les en deux ou en quatre selon leur taille. Pelez l'échalote et piquez-la des clous de girofle. Rincez le persil et hachez-en la valeur de 1 cuillerée à soupe.

3 Salez et poivrez l'intérieur et l'extérieur des cailles. Roulez-les dans la farine. Faites chauffer une sauteuse à revêtement anti-adhésif et faites-y dorer les cailles de tous côtés.

4 Faites dorer les pleurotes de 4 à 5 min dans une poêle à revêtement antiadhésif.

5 Arrosez les cailles avec le vin blanc et laissez bouillir 2 min. Ajoutez le thym, l'échalote piquée des clous de girofle et le laurier. Laissez mijoter 4 min à feu doux.

6 Retirez la peau du ris de veau et coupez-le en dés.

7 Retirez l'échalote et le laurier de la sauteuse, ajoutez les champignons et le ris de veau. Laissez cuire doucement de 4 à 5 min. Parsemez de persil. Servez chaud.

Vous pouvez lier la sauce à feu très doux avec de la crème fraîche ou allégée, ou du yaourt velouté.

Vous pouvez utiliser du bouillon dégraissé.

Omelette aux fines herbes

Pour 4 personnes
Préparation et cuisson : 15 min
8 œufs
1 échalote
1 gousse d'ail
2 branches de persil plat
5 brins de ciboulette
2 branches de cerfeuil
1 branche de basilic
3 ou 4 feuilles d'estragon
2 cuil. à café d'huile
Poivre du moulin, sel

1 Cassez les œufs dans une jatte, ajoutez 4 cuillerées à soupe d'eau et battez le mélange à la fourchette. Salez et poivrez.

2 Rincez les fines herbes, épongez-les et hachez-les. Ajoutez-les aux œufs battus.

3 Pelez l'échalote et l'ail. Hachez-les.

4 Faites chauffer l'huile dans une poêle à revêtement antiadhésif. Faites-y revenir l'échalote et l'ail pendant 1 min en remuant.

5 Versez les œufs dans la poêle et faites cuire l'omelette pendant 5 à 6 min, en remuant légèrement.

6 Lorsque l'omelette est prise mais encore baveuse, faites-la glisser sur un plat de service en la roulant sur elle-même. Servez aussitôt.

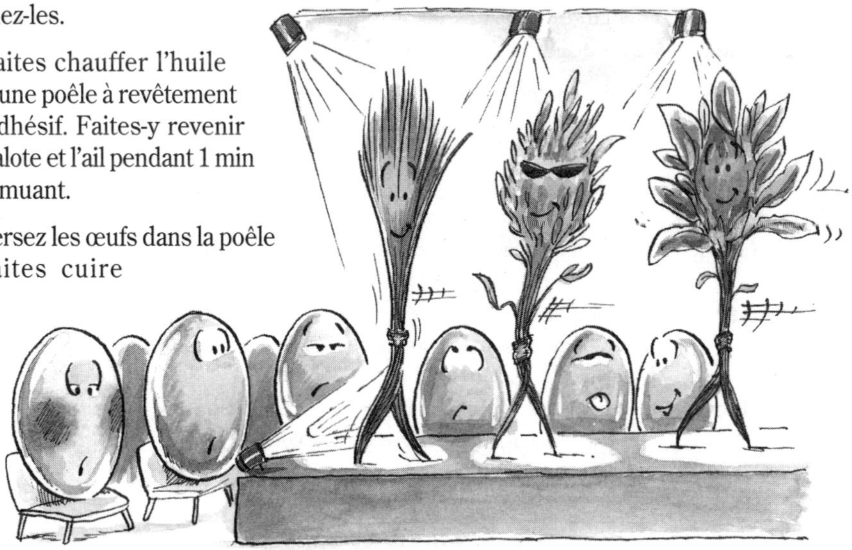

Mijoté de bœuf

Pour 4 personnes
Préparation : 15 min
Cuisson : 5 h

- 1 kg de bœuf pour bourguignon maigre
- 4 échalotes
- 20 cl de vin rouge corsé (cahors, madiran, chianti)
- 1 cuil. à soupe de vinaigre de vieux vin
- 4 branches de persil plat
- 1 branche de thym en fleur
- 1 feuille de laurier
- 2 clous de girofle
- 2 pincées de noix de muscade fraîchement râpée
- Poivre finement concassé
- Sel

1 Dégraissez la viande et coupez-la en petits cubes.

2 Pelez les échalotes et coupez-les en lamelles. Rincez le persil, essorez-le et hachez-en la valeur de 3 cuillerées à soupe.

3 Versez le vin et le vinaigre dans une cocotte en fonte, portez à ébullition.

4 Ajoutez la viande, les échalotes, le persil, le thym, le laurier, les clous de girofle et la noix de muscade. Poivrez à votre goût. Salez. Couvrez et laissez mijoter à feu très doux pendant 5 h. Remuez de temps en temps. Ajoutez un peu d'eau chaude en cours de cuisson si le liquide s'évapore trop rapidement.

5 Au moment de servir, retirez la branche de thym et la feuille de laurier.

Vous pouvez ajouter un légume de votre choix (carotte, pomme de terre, haricot vert, etc.) dans la cocotte avant la fin de la cuisson.

La cuisson de ce plat étant longue, vous pouvez doubler les proportions et congeler une partie du mijoté de bœuf.

Le thym en fleur est le plus parfumé. Si vous n'en avez pas, utilisez du thym habituel.

Aiguillette de bœuf braisée

Pour 4 personnes
Préparation : 15 min
Cuisson : 5 h

800 g d'aiguillette de rumsteck ficelée en rôti, non bardée
4 tomates
2 oignons
1 orange non traitée
3 clous de girofle
1/2 cuil. à café de poivre concassé (mignonnette)
Poivre du moulin
Sel

1 Préchauffez le four à 125° C, thermostat 3.

2 Plongez les tomates 30 secondes dans de l'eau bouillante, égouttez-les, pelez-les, épépinez-les et coupez-les en rondelles.

3 Épluchez les oignons et coupez-les en rondelles.

4 Tapissez le fond d'une cocotte en fonte de tomates et d'oignons. Salez et poivrez la viande, piquez-la avec les clous de girofle. Posez-la sur les légumes. Ajoutez le poivre concassé.

5 Brossez l'orange sous l'eau tiède, essuyez-la et râpez-en le zeste au-dessus de la viande.

6 Couvrez la cocotte, mettez au four et laissez cuire la viande pendant 5 h, en la retournant une ou deux fois.

Avant la fin de la cuisson, vous pouvez ajouter un légume de votre choix : haricots vert, champignon ou pomme de terre.

Paupiette de bœuf aux légumes

Pour 4 personnes
Préparation : 20 min
Cuisson : 2 h 15
1 tranche de faux-filet de 700 g, de 1,5 cm d'épaisseur
200 g de reste de rôti de veau
1 petite carotte
1/2 oignon
2 côtes de céleri
25 cl de vin rouge corsé (cahors, madiran)
1 gousse d'ail
1 branche de persil frais
Thym en fleur,
Poivre du moulin, sel

1 Essuyez le faux-filet et aplatissez-le en le battant avec un battoir à viande ou la lame large d'un grand couteau jusqu'à ce que son épaisseur soit diminuée de moitié. Frottez la viande de sel et de poivre.

2 Coupez le rôti de veau en morceaux et hachez-le.

3 Pelez la carotte et coupez-la en très petits dés ainsi que le demi-oignon et les côtes de céleri. Pelez l'ail et passez-le au presse-ail. Rincez le persil, épongez-le bien et hachez-le.

4 Mélangez le hachis de veau avec la carotte, l'oignon, le céleri, l'ail, le persil et le thym émietté. Déposez ce mélange sur la tranche de bœuf. Roulez-la sur elle même et maintenez-la roulée avec de la ficelle de cuisine.

5 Faites chauffer une sauteuse à revêtement antiadhésif et faites-y revenir la paupiette, à feu vif, de tous côtés. Versez le vin rouge et portez à ébullition. Faites bouillir 1 min. Réduisez le feu, couvrez et laissez cuire pendant 2 h à feu doux. Retournez la paupiette de temps en temps et ajoutez un peu d'eau chaude si cela paraît nécessaire.

Vérifiez la température de la sauteuse en y versant un peu d'eau : si la poêle est chaude l'eau doit former immédiatement des gouttelettes.

Le thym en fleur est le plus parfumé. Si vous n'en avez pas, utilisez du thym habituel.

Bœuf bourguignon

Pour 4 personnes
Marinade : 12 h
Préparation : 30 min
Cuisson : 1 h 45

1 kg de macreuse
100 g de lardons maigres
20 petits oignons grelots, 3 gousses d'ail
200 g de petits champignons de Paris
30 cl de bouillon dégraissé préparé avec 1 cube ou 1 cuil. à soupe bombée de poudre
1 cuil. à soupe de farine
1 bouquet de persil
1 branche de thym en fleur
1 branche de marjolaine ou d'origan
1 feuille de laurier
Poivre du moulin, sel

Pour la marinade :
1 bouteille de vin rouge
2 carottes, 1 oignon, 2 échalotes
25 grains de poivre, 2 clous de girofle
5 queues de persil plat
1 branche de thym, 1 feuille de laurier

1 Préparez la marinade : portez le vin rouge à ébullition et laissez bouillir 5 min. Épluchez les carottes et coupez-les en rondelles. Pelez l'oignon et les échalotes et coupez-les en lamelles fines. Versez le vin dans un récipient non métallique, ajoutez tous les ingrédients de la marinade.

2 Dégraissez la viande et coupez-la en cubes de 2 cm. Plongez-la dans la marinade. Laissez 12 heures au réfrigérateur en remuant le tout régulièrement.

3 Au moment de la cuisson, égouttez la viande. Filtrez la marinade et conservez-en 30 cl. Pelez les oignons grelots. Pelez les gousses d'ail et pilez-les.

4 Faites dorer les lardons 2 min à feu vif dans une cocotte en fonte, sans cesser de remuer. Ajoutez les oignons et l'ail. Laissez-les dorer 2 min. Versez sur du papier absorbant.

5 Faites revenir légèrement la viande dans la cocotte. Salez et poivrez. Poudrez de farine, mélangez, laissez prendre une belle coloration brune, puis arrosez avec la marinade et le bouillon. Remuez. Ajoutez le mélange lardons-oignons-ail, le thym, la marjolaine et le laurier. Salez légèrement car le bouillon est déjà salé et poivrez. Portez à ébullition, écumez, couvrez, réduisez le feu et laissez mijoter 1 h 30.

6 Pendant ce temps, coupez la partie terreuse du pied des champignons. Lavez-les et séchez-les.

7 Versez les champignons dans la cocotte 10 min avant la fin de la cuisson. Rincez le persil et hachez-le.

8 Au moment de servir, parsemez le plat de persil haché.

Mijoté de veau aux tomates

Pour 4 personnes
Préparation : 20 min
Cuisson : 1 h 15
800 g d'épaule de veau sans os
6 tomates
10 cl de vin blanc
1 oignon
3 gousses d'ail
2 clous de girofle
3 branches de persil frisé
3 branches de cerfeuil
1 branche d'estragon
1 branche de thym en fleur
1 brin de romarin
1 pointe de couteau de piment de Cayenne
Poivre du moulin, sel

1 Plongez les tomates 30 secondes dans de l'eau bouillante, égouttez-les, pelez-les, épépinez-les et hachez grossièrement la pulpe. Épluchez l'oignon et piquez-le des clous de girofle. Pelez l'ail et passez-le au presse-ail.

2 Dégraissez la viande si cela paraît nécessaire. Coupez-la en cubes de 3 cm.

3 Faites chauffer une sauteuse à revêtement antiadhésif. Lorsqu'elle est très chaude, faites-y dorer la viande de tous côtés. Retirez-la avec une écumoire et posez-la sur du papier absorbant.

4 Jetez la matière grasse rendue par la viande. Versez le vin blanc dans la sauteuse, grattez le fond du récipient avec une cuillère en bois pour dissoudre les sucs, puis laissez le vin s'évaporer.

5 Remettez la viande dans la sauteuse. Ajoutez les tomates, l'oignon, l'ail, le thym, le romarin et le piment de Cayenne. Salez et poivrez. Couvrez, réduisez le feu et laissez cuire à petit feu pendant 1 h en tournant la viande de temps en temps.

6 Rincez le persil, le cerfeuil et l'estragon. Ciselez-les. Parsemez-en le plat avant de servir.

Vérifiez la température de la sauteuse en y versant un peu d'eau : si la poêle est chaude l'eau doit former immédiatement des gouttelettes.

Le thym en fleur est le plus parfumé. Si vous n'en avez pas, utilisez le thym habituel.

Blanquette de veau

Pour 4 personnes
Préparation : 20 min
Cuisson : 1 h 20

800 g d'épaule de veau
1 carotte
1 côte de céleri
1 blanc de poireau
6 oignons grelots
1 clou de girofle
1 bouquet garni
1/2 sachet de soupe de volaille
1/2 citron
1 cuil. à café de curcuma
Poivre blanc du moulin, sel

1 Dégraissez la viande et coupez-la en gros morceaux. Mettez-la dans une grande casserole, couvrez d'eau froide et portez à ébullition à feu moyen. Laissez bouillir 5 min.

2 Pendant ce temps, épluchez la carotte, le blanc de poireau et les oignons. Effilez le céleri. Lavez la carotte, le poireau et le céleri, coupez-les en tronçons.

3 Après 5 min d'ébullition, égouttez la viande. Mettez les légumes dans une cocotte avec la viande, le bouquet garni et le clou de girofle. Couvrez d'eau froide à hauteur de la viande. Salez légèrement et poivrez. Portez à ébullition, couvrez et laissez cuire 1 h à feu doux, en écumant souvent.

4 Lorsque la viande est tendre, retirez-la ainsi que les légumes avec une écumoire et gardez le tout au chaud.

5 Filtrez le liquide de cuisson dans une passoire, jetez le bouquet garni et le clou de girofle. Faites réduire le liquide de moitié à feu vif. Ajoutez la soupe de volaille et remuez jusqu'à ce que la sauce soit liée.

6 Pressez le demi-citron. Remettez la viande et les légumes dans la sauce. Ajoutez le jus du citron et le curcuma. Vérifiez l'assaisonnement.

Vous pouvez lier la sauce, à feu très doux, avec de la crème fraîche ou allégée, ou du yaourt velouté.

Paupiettes de veau farcies

Pour 4 personnes
Préparation : 25 min
Cuisson : 45 min
4 escalopes de veau longues et minces
150 g de veau maigre
3 cuil. à soupe de fromage blanc à 20 % de matière grasse
2 gousses d'ail
5 branches de cerfeuil, 1 branche d'estragon
1 pincée de noix de muscade fraîchement râpée
Poivre blanc du moulin
1/8 de litre (12,5 cl) de vin blanc sec
1/8 de litre (12,5 cl) de bouillon de viande préparé avec 1/4 de cube ou 1 cuil. à café de poudre

1 Pelez l'ail et coupez-le en quatre. Coupez les 150 g de veau en morceaux et passez-les au hachoir, grille moyenne, avec l'ail. Ajoutez le fromage blanc, la noix de muscade, du sel et du poivre.

2 Rincez le cerfeuil et l'estragon, essorez-les et hachez-les finement. Ajoutez ces herbes à la préparation précédente.

3 Essuyez les escalopes, puis battez-les avec un battoir à viande pour les aplatir le plus possible. Si vous n'avez pas de battoir, placez les escalopes entre 2 épaisseurs de film alimentaire et affinez-les avec un rouleau à pâtisserie.

4 Salez et poivrez les escalopes. Étalez dessus le mélange de viande au fromage blanc. Enroulez les escalopes sur elles-mêmes. Maintenez-les en les liant en croix avec de la ficelle de cuisine.

5 Faites chauffer une sauteuse à revêtement antiadhésif et faites-y dorer les paupiettes de tous côtés, à feu moyen. Versez le vin blanc et laissez-le bouillir 1 min. Arrosez avec le bouillon. Couvrez et laissez cuire 35 min à petit feu.

6 Lorsque la cuisson est terminée, retirez les paupiettes, ôtez la ficelle et tenez-les au chaud. Laissez réduire le jus de cuisson quelques minutes à feu vif, puis nappez-en les paupiettes.

Vérifiez la température de la sauteuse en y versant un peu d'eau : si la poêle est chaude l'eau doit former immédiatement des gouttelettes.

Vous pouvez lier la sauce à feu très doux avec de la crème fraîche ou allégée, ou du yaourt velouté.

Noix de veau au citron

Pour 4 personnes
Préparation : 20 min
Macération : 12 h
Cuisson : 1 h 10

800 g de noix de veau
25 cl de vin blanc
2 citrons non traités
10 branches d'estragon
1 cuil. à soupe de farine
poivre blanc du moulin, sel

1 Coupez le veau en cubes de 3 cm. Dégraissez la viande si cela est nécessaire.

2 Brossez les citrons sous l'eau tiède, essuyez-les. Râpez le zeste d'un des citrons. Pressez les deux fruits. Rincez l'estragon, essorez-le et hachez-en la moitié.

3 Mettez les morceaux de viande dans une terrine, arrosez de vin blanc, ajoutez le zeste râpé, le jus des 2 citrons et l'estragon haché. Salez et poivrez. Couvrez. Laissez mariner 12 h dans un endroit frais, en remuant de temps en temps.

4 Lorsque la marinade est achevée, égouttez les morceaux de veau et essuyez-les avec du papier absorbant.

5 Faites chauffer une sauteuse à revêtement antiadhésif, et faites-y dorer la viande à feu moyen. Poudrez de farine et mélangez avec une cuillère en bois. Arrosez avec la marinade, portez à ébullition et maintenez celle-ci pendant 2 min. Réduisez le feu, couvrez et laissez mijoter 1 h.

6 Lorsque la viande est tendre, retirez-la avec une écumoire et gardez-la au chaud dans un plat de service. Faites réduire la sauce d'un tiers.

7 Hachez le reste de l'estragon. Ajoutez-le à la sauce réduite. Vérifiez l'assaisonnement. Nappez la viande de sauce et servez aussitôt.

Vous pouvez lier la sauce à feu très doux avec de la crème fraîche ou allégée, ou du yaourt velouté.

Vérifiez la température de la sauteuse en y versant un peu d'eau : si la poêle est chaude l'eau doit former immédiatement des gouttelettes.

Escalope de veau aux aromates

Pour 4 personnes
Préparation : 15 min
Cuisson : 15 min
4 escalopes de veau
4 carottes
1 oignon
1 branche de romarin frais
5 cl de vin blanc sec
15 cl de bouillon de viande préparé avec
1/4 de cube ou 1 cuil. à café de poudre
4 branches de persil plat
1 feuille de laurier
5 baies de genièvre
Poivre du moulin, sel

1 Épluchez les carottes, lavez-les et coupez-les en petits dés. Pelez l'oignon et hachez-le finement.

2 Faites chauffer une poêle à revêtement antiadhésif et faites dorer les escalopes sur les deux faces, à feu moyen.

3 Retirez les escalopes de la sauteuse et faites revenir à la place les carottes et l'oignon pendant 1 min. Versez le vin blanc, grattez le fond du récipient avec une spatule et laissez bouillir 1 min. Ajoutez le romarin, le laurier, les baies de genièvre et le bouillon. Couvrez et laissez mijoter doucement pendant 4 min.

4 Remettez alors les escalopes dans la poêle. Salez-les et poivrez-les. Poursuivez la cuisson à couvert et à feu doux de 5 à 8 min selon l'épaisseur des escalopes.

5 Rincez le persil et hachez-en la valeur de 2 cuillerées à soupe.

6 Au moment de servir, retirez le romarin et le laurier. Poudrez de persil.

Vous pouvez lier la sauce à feu très doux avec de la crème fraîche ou allégée, ou du yaourt velouté.

Vérifiez la température de la sauteuse en y versant un peu d'eau : si la poêle est chaude l'eau doit former immédiatement des gouttelettes.

Vous pouvez utiliser du bouillon dégraissé.

Filet mignon de porc au madère

Pour 4 personnes
Préparation et cuisson : 20 min
2 filets mignon de 300 g chacun
10 cl de madère
4 échalotes
4 gousses d'ail
Poivre du moulin
Sel

1 Dégraissez les filets mignons et coupez-les en tranches d'environ 2 cm d'épaisseur. Salez-les et poivrez-les.

2 Faites chauffer une poêle à revêtement antiadhésif et faites-y dorer les tranches de viande à feu vif 1 min de chaque côté. Réduisez le feu et laissez cuire 9 min en retournant chaque tranche de temps en temps.

3 Pelez les échalotes et l'ail, et hachez-les finement.

4 Égouttez la viande sur du papier absorbant. Tenez-la au chaud. Mettez les échalotes et l'ail dans la poêle et faites-les fondre pendant 3 min. Arrosez avec le madère et grattez le fond du récipient avec une spatule en bois. Portez à ébullition, puis laissez la sauce réduire de moitié. Vérifiez l'assaisonnement. Versez sur la viande et servez chaud.

Vous pouvez lier la sauce à feu très doux avec de la crème fraîche ou allégée, ou du yaourt velouté.

Vérifiez la température de la poêle en y versant un peu d'eau : si la poêle est chaude l'eau doit former immédiatement des gouttelettes.

Steaks de porc à la béarnaise

Pour 4 personnes
Préparation et cuisson : 40 min
4 tranches de filet mignon de 80 g chacune
4 œufs très frais
2 cuil. à soupe de vinaigre cristal
4 tranches de pain de mie complet
Poivre du moulin
Fleur de sel de Guérande

Pour la béarnaise :
200 g de fromage blanc à 20 % de matière grasse
5 petites échalotes
3 jaunes d'œufs
10 cl de vin blanc sec
2 cuil. à soupe de vinaigre à l'estragon
3 cuil. à soupe d'estragon frais haché
1 cuil. à soupe de cerfeuil haché
Poivre fraîchement moulu, sel

1 Préparez la sauce béarnaise en suivant la recette de la page 47. Gardez-la au chaud dans un bain-marie.

2 Faites bouillir de l'eau dans une casserole large. Ajoutez le vinaigre. Cassez les œufs un à un dans une tasse et versez chaque œuf au fur et à mesure, d'un coup sec, dans l'eau bouillante. Ramenez délicatement le blanc autour du jaune à l'aide d'une cuillère. Laissez cuire 4 min, sans laisser reprendre l'ébullition.

3 Pendant ce temps, faites griller les tranches de pain. Faites chauffer un gril en fonte.

4 Retirez les œufs à l'aide d'une écumoire et plongez-les dans une jatte d'eau tiède pour les garder chauds.

5 Saisissez les tranches de porc sur le gril très chaud 2 min. Retournez-les et faites-les cuire 2 min de l'autre côté. Retirez la viande, posez-la sur une assiette chaude et laissez-la reposer 2 min.

6 Égouttez délicatement les œufs sur du papier absorbant.

7 Salez et poivrez la viande. Déposez chaque tranche sur une tranche de pain, ajoutez un œuf par-dessus, puis recouvrez de sauce béarnaise. Servez aussitôt.

Tajine d'agneau

Pour 4 personnes
Préparation : 20 min
Cuisson : 1 h 40
800 g d'épaule d'agneau sans os
700 g de fèves fraîches
4 artichauts poivrade
4 tomates
2 citrons confits
2 oignons
3 gousses d'ail
1 cuil. à café de cannelle
1 cuil. à café de cumin en poudre
1 bouquet de coriandre
Poivre du moulin, sel

1 Dégraissez la viande et coupez-la en morceaux.

2 Plongez les tomates 30 secondes dans de l'eau bouillante, égouttez-les, pelez-les, épépinez-les et coupez-les en quartiers.

3 Épluchez les oignons et coupez-les en rondelles. Pelez l'ail et passez-le au presse-ail.

4 Faites chauffer une sauteuse à revêtement antiadhésif. Faites-y dorer l'agneau, les oignons et l'ail à feu vif. Ajoutez les tomates, la cannelle et le cumin. Salez et poivrez. Arrosez avec 20 cl d'eau. Couvrez et laissez mijoter 1 h à feu doux.

5 Écossez les fèves et retirez la petite peau qui recouvre chaque graine. Arrachez la queue des artichauts. Retirez les premières feuilles extérieures. Coupez l'extrémité des autres feuilles. Coupez les artichauts en deux, retirez le foin. Coupez les citrons en huit.

6 Après 1 h de cuisson, ajoutez les artichauts, les citrons et les fèves dans la sauteuse, couvrez et laissez la cuisson se poursuivre pendant 30 min.

7 Rincez la coriandre, essorez-la et ciselez-la.

8 Versez le contenu de la sauteuse dans un plat de service chaud et parsemez de coriandre.

Vérifiez la température de la sauteuse en y versant un peu d'eau : si la poêle est chaude l'eau doit former immédiatement des gouttelettes.

Vous pouvez rehausser la saveur du plat en y versant un filet d'huile d'olive au moment de servir.

ÉPAULE D'AGNEAU AU ROMARIN

Pour 4 personnes
Préparation : 10 min
Cuisson : 35 min
Repos : 10 min

800 g d'épaule d'agneau sans os
3 gousses d'ail
1 branche de romarin
3 cuil. à soupe de jus de citron
Poivre du moulin
Sel

1 Préchauffez le four à 240 °C, thermostat 9.

2 Dégraissez l'épaule au maximum avec un petit couteau, roulez-la en rôti et ficelez-la.

3 Épluchez les gousses d'ail. Effeuillez la branche de romarin.

4 Entaillez la viande à plusieurs endroits et introduisez les gousses d'ail et les brindilles de romarin en les faisant glisser le long de la lame du couteau.

5 Posez l'épaule dans un plat à four, mettez au four et laissez cuire 10 min.

6 Salez et poivrez après 10 min de cuisson. Réduisez la température à 200 °C, thermostat 7, et laissez cuire encore 25 min.

7 Couvrez l'épaule d'aluminium ménager et laissez-la reposer 10 min dans le four éteint, porte ouverte, avant de la découper.

8 Dégraissez le jus de cuisson. Posez le plat sur le feu, ajoutez le jus de citron et 2 cuillerées à soupe d'eau chaude. Faites chauffer 30 secondes en grattant avec une spatule pour dissoudre les sucs. Versez ce jus dans une saucière chaude. Servez sans attendre, dans des assiettes chaudes.

SI VOUS AVEZ PEUR QUE LA VIANDE NE SE DÉSSÈCHE, AJOUTEZ UN VERRE D'EAU DANS LE PLAT.

Salade aux foies de volaille

Pour 4 personnes
Préparation et cuisson : 15 min
225 g de foies de volaille
350 g de mesclun
3 branches de coriandre
1 cuil. à soupe de raisins secs de Corinthe
2 cuil. à soupe d'huile d'olive
1 gousse d'ail
3 cuil. à soupe de vinaigre à la framboise
Poivre du moulin, sel

1 Mettez les raisins secs dans une tasse avec 5 cuillerées à soupe d'eau et laissez-les gonfler.

2 Nettoyez le mesclun. Rincez la coriandre, détachez les feuilles et ciselez-les. Pelez l'ail et passez-le au presse-ail.

3 Retirez les parties verdâtres des foies de volaille. Rincez-les et essuyez-les soigneusement. Coupez-les en tranches de 5 mm d'épaisseur.

4 Faites chauffer une poêle à revêtement antiadhésif et faites-y dorer les foies de volaille à feu vif pendant 2 min, en les retournant une ou deux fois. Salez-les et poivrez-les. Retirez-les de la poêle et déposez-les sur du papier absorbant.

5 Versez le vinaigre à la framboise dans la poêle, grattez avec une spatule en bois, ajoutez les raisins et leur eau, l'ail et la coriandre. Faites cuire 1 min à feu vif sans cesser de remuer.

6 Répartissez le mesclun dans 4 assiettes, déposez dessus les foies de volaille et le mélange contenu dans la poêle. Arrosez d'huile d'olive.

Vérifiez la température de la poêle en y versant un peu d'eau : si la poêle est chaude l'eau doit former immédiatement des gouttelettes.

GOULASCH

Pour 4 personnes
Préparation : 30 min
Cuisson : 1 h

de 800 g à 1 kg de viande de bœuf à braiser
25 cl de bouillon de bœuf préparé avec 1/2 cube ou 1 cuil. à soupe rase de poudre
1 kg d'oignons
5 tomates
1 gousse d'ail
1/2 cuil. à café de cumin en poudre
1 citron
1 cuil. à soupe de paprika pas trop fort
1 cuil. à café de marjolaine ou d'origan
Poivre du moulin, sel

1 Pelez les oignons et coupez-les en rondelles.

2 Dégraissez la viande, coupez-la en morceaux. Mélangez du sel, du poivre, le paprika, le cumin et la marjolaine. Frottez les morceaux de viande avec ce mélange.

3 Plongez les tomates 30 secondes dans de l'eau bouillante, égouttez-les, pelez-les, épépinez-les et hachez-les grossièrement. Pelez l'ail et écrasez la gousse. Pressez le citron.

4 Faites chauffer un autocuiseur (marmite à pression) et faites-y dorer la viande à feu vif. Ajoutez les oignons et faites-les revenir également, en remuant.

5 Ajoutez les tomates, l'ail, le jus du citron et le bouillon. Fermez l'autocuiseur, faites monter la pression sur feu vif. Dès que la soupape chuchote, réduisez le feu et laissez cuire pendant 40 min.

6 À la fin de la cuisson, retirez la viande avec une écumoire. Faites réduire la sauce à feu vif si elle est trop abondante, puis versez-la sur la viande.

Vous pouvez utiliser du bouillon dégraissé.

Vérifiez la température de l'autocuiseur en y versant un peu d'eau : si la poêle est chaude l'eau doit former immédiatement des gouttelettes.

Tomates farcies à la vapeur

Pour 4 personnes
Préparation : 20 min
Cuisson : 20 min
4 grosses tomates
400 g de ricotta
1 œuf
1 biscotte
1 gousse d'ail
5 brins de ciboulette
2 branches de persil plat
4 branches de cerfeuil
Poivre du moulin, sel

1 Lavez les tomates. Recoupez légèrement la base afin qu'elles soient stables. Coupez un chapeau au sommet.

2 Évidez les tomates avec une petite cuillère en prenant garde de ne pas percer la peau. Récupérez la pulpe, jetez les pépins.

3 Salez et poivrez l'intérieur des tomates. Retournez-les sur une assiette et laissez-les en attente pendant la suite de la préparation.

4 Rincez la ciboulette, le persil et le cerfeuil. Essorez-les et hachez finement la valeur de 4 cuillerées à café de chaque herbe.

5 Cassez l'œuf dans un saladier, battez-le en omelette. Ajouter la ricotta, la biscotte émiettée, la pulpe des tomates et les fines herbes. Pelez l'ail et passez-le au presse-ail au-dessus du saladier. Salez et poivrez. Mélangez très soigneusement.

6 Faites bouillir de l'eau dans le compartiment inférieur d'un cuit-vapeur.

7 Remplissez les tomates avec la farce préparée, coiffez-les de leur chapeau et posez-les dans le compartiment perforé du cuit-vapeur. Posez celui-ci au-dessus de l'eau bouillante. Couvrez, réduisez le feu et laissez cuire 20 min. Servez bien chaud.

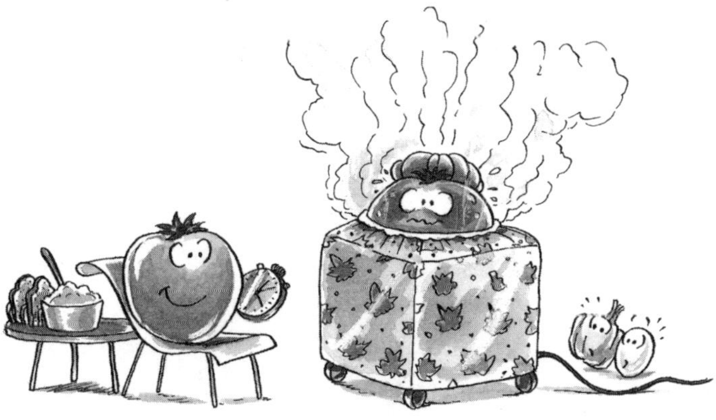

Chou frisé au saumon et aux baies de genièvre

Pour 4 personnes
Préparation : 20 min
Cuisson : 35 min

1 petit chou vert frisé
70 g de saumon fumé
4 cuil. à soupe de lait demi-écrémé
1 cuil. à café de fumet de poisson en poudre
3 baies de genièvre
Poivre du moulin
Sel

1 Coupez le trognon du chou. Retirez les grandes feuilles extérieures. Détachez toutes les feuilles et coupez la grosse côte centrale. Lavez les feuilles.

2 Faites bouillir une grande casserole d'eau salée. Plongez-y les feuilles de chou et laissez-les cuire 5 min, sans couvrir.

3 Égouttez les feuilles de chou et séchez-les sur un linge propre. Coupez-les en lanières.

4 Mettez les lanières de chou dans une sauteuse à revêtement antiadhésif. Ajoutez les baies de genièvre, le fumet de poisson en poudre et le lait. Salez légèrement. Poivrez. Couvrez et laissez cuire pendant 25 min à feu doux, en remuant de temps en temps.

5 Taillez le saumon en petites lanières. Ajoutez-le au chou après 25 min de cuisson, couvrez et laissez la cuisson se poursuivre 5 min. Servez chaud.

Vous pouvez ajouter, en plus du saumon fumé, du saumon frais coupé en cubes de 2 cm, 7 min avant la fin de la cuisson.

CURRY DE PETITES LENTILLES

Pour 4 personnes
Préparation : 10 min
Cuisson : 25 min
250 g de lentilles vertes du Puy
2 oignons, 4 gousses d'ail
5 tomates
1 cuil. à café de pâte de curry moyennement fort
4 branches de coriandre
1/2 citron vert
Sel

1 Pelez les oignons et l'ail. Hachez finement les oignons. Passez l'ail au presse-ail. Faites revenir doucement les oignons et l'ail dans un autocuiseur (marmite à pression) en ajoutant au besoin 1 à 2 cuillerées à soupe d'eau.

2 Faites bouillir une casserole d'eau. Entaillez la peau des tomates, plongez-les 1 min dans l'eau bouillante, égouttez-les et pelez-les. Coupez-les en quatre et retirez les pépins, puis hachez-les grossièrement.

3 Ajoutez les tomates et les lentilles dans l'autocuiseur. Couvrez d'eau froide. Fermez l'autocuiseur et laissez cuire 20 min à feu doux à partir du chuintement de la soupape.

4 Rincez la coriandre et ciselez-en la valeur de 2 cuillerées à soupe. Pressez le demi-citron vert.

5 Après 20 min de cuisson, ouvrez le récipient, ajoutez la pâte de curry et salez. Laissez cuire 3 min à feu doux sans cesser de remuer.

6 Au moment de servir, versez les lentilles dans un plat de service, arrosez avec 2 cuillerées à café de jus de citron vert et poudrez de coriandre ciselée.

VOUS TROUVEREZ LA PÂTE DE CURRY DANS LES GRANDES SURFACES, AU RAYON SAUCES OU AVEC LES PRODUITS EXOTIQUES.

Gratin dauphinois

Pour 4 personnes
Préparation : 20 min
Cuisson : 45 min
600 g de pommes de terre type roseval,
50 cl de lait demi-écrémé
40 g de gruyère râpé
1 gousse d'ail
4 cuil. à soupe de crème fraîche
1 pincée de noix de muscade râpée
Poivre du moulin, sel

1 Préchauffez le four à 220 °C, thermostat 8.

2 Épluchez les pommes de terre, lavez-les et coupez-les en tranches de 2 mm d'épaisseur. Ajoutez la noix de muscade, du sel et du poivre.

3 Pelez la gousse d'ail, coupez-la en deux et frottez-en un plat à gratin.

4 Disposez les tranches de pommes de terre dans le plat sur une épaisseur régulière. Arrosez avec le lait. Nappez de crème fraîche et parsemez de gruyère râpé.

5 Mettez le plat dans le four chaud et laissez cuire pendant 45 min, jusqu'à ce que le dessus du gratin soit doré.

Vous pouvez remplacer la crème fraîche par de la crème allégée.
Cependant, celle-ci supportera mal la cuisson.
En revanche, n'hésitez pas à utiliser du yaourt velouté, c'est délicieux.

Épinards au gratin

Pour 4 personnes
Préparation : 20 min
Cuisson : 20 min

- 1,2 kg d'épinards
- 50 cl de lait écrémé
- 2 cuil. à soupe rase de Maïzena
- 2 pincées de noix de muscade
- 40 g de gruyère râpé
- 2 pincées de sucre
- Poivre blanc du moulin, sel

1 Faites chauffer le four à la température maximum. Faites bouillir une grande casserole d'eau.

2 Retirez les grosses tiges des épinards, coupez les plus grandes feuilles en deux. Lavez les épinards à grande eau, puis égouttez-les. Salez l'eau bouillante, plongez-y les épinards et laissez-les cuire 8 min.

3 Pendant ce temps, préparez une béchamel : mettez le lait froid et la Maïzena dans une casserole à revêtement antiadhésif et mélangez avec une cuillère en bois pour délayer la Maïzena. Posez la casserole sur feu doux, portez à ébullition en remuant, puis faites cuire, sans cesser de remuer, pendant 3 min. Ajoutez une pincée de noix de muscade. Salez et poivrez.

4 Égouttez les épinards dans une passoire. Pressez-les pour en retirer le maximum d'eau. Hachez-les grossièrement. Ajoutez une pincée de noix de muscade et 2 pincées de sucre, poivrez et mélangez.

5 Étalez les épinards dans un plat à gratin à revêtement antiadhésif. Recouvrez-les avec la béchamel, parsemez de gruyère, mettez au four et laissez gratiner pendant 10 min. Servez chaud dans le plat de cuisson.

Gratin de chou-fleur et de brocolis

Pour 4 personnes
Préparation : 15 min
Cuisson : 15 min
400 g de chou-fleur
400 g de brocolis
1 cuil. à soupe de poudre de bouillon de légumes ou 1 cube
40 g de gruyère râpé
50 cl de lait demi-écrémé
1 cuil. à soupe bombée de Maïzena
4 cuil. à café de chapelure
2 pincées de noix de muscade râpée
Poivre blanc
Sel

1 Séparez le chou-fleur et les brocolis en petits bouquets de même grosseur. Lavez-les rapidement à l'eau froide.

2 Faites bouillir une casserole d'eau. Salez-la légèrement et aromatisez-la avec la poudre de bouillon.

3 Plongez chou-fleur et brocolis dans le liquide en ébullition, laissez cuire de 8 à 10 min à partir de la reprise de l'ébullition, puis égouttez les légumes.

4 Allumez le gril du four.

5 Préparez une béchamel allégée : délayez la Maïzena avec un peu de lait froid dans une casserole. Ajoutez le reste du lait et faites épaissir en remuant sans cesse. Assaisonnez avec du poivre blanc, la noix de muscade fraîchement râpée et du sel.

6 Déposez les bouquets de chou dans un plat à gratin, versez dessus la sauce béchamel, parsemez de gruyère râpé et de chapelure.

7 Glissez le plat sous le gril et faites dorer le gratin quelques minutes. Servez chaud dans le plat de cuisson.

Flan de courgettes

Pour 4 personnes
Préparation : 15 min
Cuisson : 35 min

- 800 g de courgettes
- 2 œufs
- 33 cl (1/3 de litre) de lait demi-écrémé
- 30 g de parmesan
- 3 cuil. à soupe de chapelure
- 1 cuil. à café d'origan
- 2 pincées de noix de muscade
- Poivre noir du moulin
- Sel

1 Préchauffez le four à 180 °C, thermostat 6.

2 Lavez les courgettes. Retirez-en les extrémités et coupez-les en rondelles. Mettez-les dans le compartiment perforé d'un cuit-vapeur et faites-les cuire 5 min. Égouttez-les.

3 Cassez les œufs dans un saladier, versez le lait et battez le tout en omelette.

4 Râpez le parmesan. Ajoutez-le aux œufs ainsi que l'origan, la noix de muscade, du sel et du poivre. Mélangez bien et ajoutez les courgettes.

5 Parsemez un plat à gratin de chapelure. Versez la préparation dans le plat. Mettez au four et faites cuire pendant 30 min environ. Une aiguille plantée dans le flan doit en ressortir sèche. Servez dans le plat de cuisson.

Si vous n'avez pas de chapelure, émiettez une biscotte.

Pommes de terre glacées

Pour 4 personnes
Préparation : 15 min
Cuisson : 40 à 45 min
800 g de pommes de terre type BF 15
3 échalotes
3 feuilles de laurier
50 cl de bouillon de volaille préparé avec 1 cube ou 1 cuil. à soupe de poudre de bouillon instantané
2 branches de persil frisé
Poivre du moulin, sel

1 Préchauffez le four à 200 °C, thermostat 7.

2 Épluchez les pommes de terre, lavez-les et retaillez-les en forme de grosse olive.

3 Pelez les échalotes et hachez-les. Faites chauffer le bouillon.

4 Déposez les pommes de terre dans un plat allant au four. Parsemez-les d'échalotes. Ajoutez les feuilles de laurier en trois endroits différents. Salez légèrement car le bouillon contient déjà du sel, poivrez.

5 Couvrez les pommes de terre de bouillon.

6 Glissez le plat dans le four et laissez cuire de 40 à 45 min, en retournant régulièrement les pommes de terre. Ajoutez du bouillon chaud en cours de cuisson si cela est nécessaire. Une fois cuites, les pommes de terre doivent être recouvertes d'un glaçage brun.

7 Rincez le persil, essuyez-le et hachez-en la valeur de 3 cuillerées à café.

8 Au moment de servir, retirez les feuilles de laurier et parsemez le plat de persil.

Si vous servez ces pommes de terre avec une viande, vous pouvez remplacer le bouillon de volaille par du bouillon de bœuf dégraissé.

Vous pouvez réaliser cette recette avec des pommes de terre surgelées en cubes ou des pommes de terre sous vide.
Respectez les temps indiqués sur les modes d'emploi.

Frites

Pour 4 personnes
Préparation : 15 min
Cuisson : 1 h

750 g de pommes de terre bintje
2 cuil. à soupe d'huile d'arachide
Sel

1 Épluchez les pommes de terre et coupez-les en bâtonnets d'environ 1 cm d'épaisseur. Lavez-les dans deux eaux successives. Égouttez-les et essuyez-les soigneusement dans un linge propre.

2 Faites chauffer l'huile à feu moyen dans une grande poêle à revêtement antiadhésif.

3 Ajoutez les pommes de terre dans la poêle, mélangez soigneusement pour que chaque bâtonnet soit enrobé d'huile.

4 Laissez cuire les pommes de terre pendant 30 min à feu moyen pour les faire dorer. Réduisez le feu et laissez cuire encore 30 min à feu doux, en remuant très régulièrement. Salez avant de servir.

Haricots blancs à la tomate

Pour 4 personnes
Préparation : 10 min
Cuisson : 1 h 10

1,2 kg de haricots blancs frais
1 branche de sarriette
1 oignon doux
200 g de tomates olivettes mûres
6 grains de poivre, sel

1 Faites bouillir une casserole d'eau. Écossez les haricots, plongez-les dans l'eau bouillante, ajoutez le poivre en grains et la sarriette. Veillez à ce que le niveau de l'eau dépasse les haricots d'environ 2 cm. Laissez reprendre l'ébullition, couvrez, puis laissez frémir de 30 à 40 min. Les haricots doivent être tendres mais non éclatés.

2 Pelez l'oignon et hachez-le finement. Ébouillantez les tomates, pelez-les, retirez les pépins et coupez la pulpe en dés. Quand les haricots sont cuits, égouttez-les.

3 Faites revenir l'oignon pendant quelques minutes, à feu moyen, dans une sauteuse à revêtement antiadhésif. Ajoutez les tomates et les haricots. Salez. Couvrez et laissez mijoter doucement 10 min, en vérifiant que le jus de tomate ne s'évapore pas complètement. Au moment de servir, retirez la branche de sarriette.

Étouffée de légumes

Pour 4 personnes
Préparation : 30 min
Cuisson : 55 min

400 g de pommes de terre
3 tomates
1 poivron rouge
1 poivron jaune
2 courgettes
1 aubergine
2 oignons
1 gousse d'ail
50 cl de bouillon de légumes, préparé avec 1 cube ou 1 cuil. à soupe bombée de poudre
1 botte de ciboulette
Poivre du moulin
Sel

1 Épluchez les pommes de terre, lavez-les et coupez-les en dés.

2 Lavez les poivrons, retirez-en le pédoncule, les graines et les filaments blancs, coupez-les en grands morceaux.

3 Plongez les tomates 30 secondes dans de l'eau bouillante, égouttez-les, pelez-les, retirez les pépins et hachez grossièrement la pulpe.

4 Lavez les courgettes, ôtez-en les extrémités et coupez-les en rondelles. Lavez l'aubergine, retirez-en le pédoncule et coupez-la en dés. Pelez les oignons et l'ail, hachez-les.

5 Faites chauffer une sauteuse à revêtement antiadhésif. Faites-y revenir les oignons avec l'ail. Ajoutez ensuite les courgettes et l'aubergine, faites-les revenir 2 min.

6 Ajoutez les tomates et les pommes de terre dans la sauteuse. Arrosez avec le bouillon. Salez légèrement et poivrez. Couvrez et laissez cuire à feu doux pendant 35 min.

7 Après 35 min de cuisson, retirez le couvercle et laissez cuire encore une dizaine de minutes.

8 Rincez la ciboulette, ciselez-la, parsemez-en les légumes. Servez sans attendre.

Mijoté de légumes aux fines herbes

Pour 4 personnes
Préparation : 30 min
Cuisson : 25 à 30 min
200 g de petits pois frais
200 g de carottes nouvelles
150 g de haricots verts extra fins
100 g de chou-fleur en petits bouquets,
1 courgette
50 g de navets nouveaux
1 cube de bouillon de volaille
ou 1 cuil. à soupe de poudre
1/2 bouquet de cerfeuil
6 brins de ciboulette
2 branches d'estragon
Poivre du moulin
Sel

1 Écossez les petits pois. Grattez les carottes et lavez-les. Équeutez les haricots verts et lavez-les. Lavez les bouquets de chou-fleur. Lavez la courgette, retirez les extrémités et coupez-la en grosses rondelles. Épluchez les navets, lavez-les, coupez-les en dés.

2 Mettez les carottes, la courgette, les navets et le chou-fleur dans une sauteuse. Émiettez le cube de bouillon au-dessus. Ajoutez 20 cl d'eau. Salez légèrement et poivrez. Mélangez. Couvrez et laissez cuire 15 min à petit feu.

3 Pendant ce temps, faites bouillir une casserole d'eau, salez-la, plongez-y les haricots verts et laissez-les cuire 8 min sans couvrir.

4 Égouttez les haricots verts. Ajoutez-les, ainsi que les petits pois, aux autres légumes. Laissez la cuisson se poursuivre une douzaine de minutes.

5 Rincez le cerfeuil, la ciboulette et l'estragon. Essorez-les, puis ciselez-les.

6 Parsemez les légumes avec les fines herbes ciselées et servez.

Vous pouvez utiliser du bouillon dégraissé.

Au moment de servir, ajoutez éventuellement un peu de beurre frais.

Purée de céleri-rave

Pour 4 personnes
Préparation : 20 min
Cuisson : 35 min
800 g de céleri-rave
200 g de pommes de terre
1 citron
10 cl de lait demi-écrémé
4 branches de cerfeuil
1 pincée de noix de muscade fraîchement râpée
Poivre blanc du moulin, sel

1 Faites bouillir 3 litres d'eau.

2 Épluchez les pommes de terre et lavez-les. Pelez le céleri et coupez-le en grosses tranches.

3 Pressez le citron. Salez l'eau bouillante et ajoutez le jus de citron. Plongez les pommes de terre et le céleri dans l'eau. Laissez cuire pendant 35 min jusqu'à ce que les légumes soient très tendres.

4 Égouttez les légumes et passez-les au moulin à légumes, grille moyenne.

5 Faites chauffer le lait. Versez-le bouillant dans la purée et mélangez. Vérifiez l'assaisonnement. Poivrez et ajoutez la noix de muscade.

6 Rincez le cerfeuil, épongez-le et ciselez-le. Parsemez-en la purée.

Vous pouvez, au moment de servir, lier la purée avec de la crème fraîche ou de la crème allégée, ou du yaourt velouté.

Endives braisées

Pour 4 personnes
Préparation : 15 min
Cuisson : 35 min
1 kg d'endives
5 cl de bouillon de viande préparé avec 1/4 de cube ou 1 cuil. à café de poudre
1 oignon
2 gousses d'ail
1/2 citron
1 pincée de sucre
Poivre du moulin
Sel

1 Éliminez les feuilles abîmées des endives. Avec un couteau pointu, coupez le trognon et retirez le petit cône à l'intérieur du pied.

2 Pelez l'oignon et hachez-le finement. Pelez l'ail et passez-le au presse-ail. Pressez le demi-citron.

3 Mettez les endives dans une sauteuse à revêtement antiadhésif et faites-les revenir de 2 à 3 min. Ajoutez l'oignon, l'ail et le sucre. Versez le bouillon et le jus de citron. Salez légèrement et poivrez. Couvrez et faites cuire à feu doux pendant 30 min en remuant de temps en temps.

4 Découvrez la sauteuse et laissez cuire encore 5 min pour que toute l'eau s'évapore : les endives doivent être entourées d'une sauce sirupeuse.

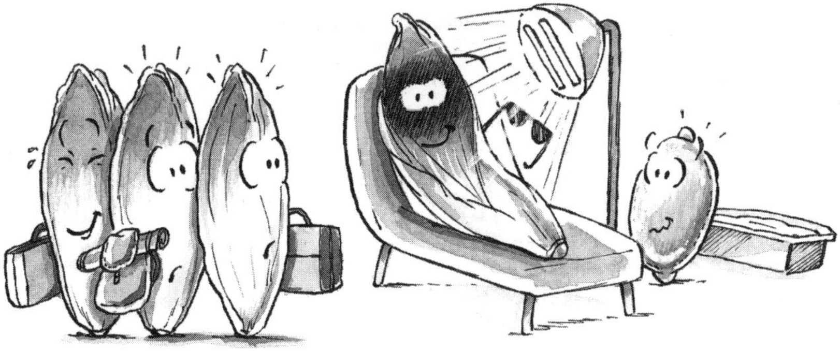

Petits pois aux échalotes

Pour 4 personnes
Préparation : 20 min
Cuisson : 18 min
1 kg de petits pois
500 g d'échalotes
10 cl de bouillon de volaille préparé
avec 1/4 de cube ou 1 cuil. à café de poudre
2 branches de persil plat
1 cuil. à café de sucre
Poivre blanc du moulin, sel

1 Écossez les petits pois. Pelez les échalotes et coupez-les en quatre.

2 Faites fondre les échalotes à feu moyen, dans une sauteuse à revêtement antiadhésif. Poudrez de sucre. Laissez cuire quelques minutes en remuant régulièrement. Arrosez avec le bouillon, couvrez et laissez cuire pendant 10 min.

3 Après 10 min de cuisson. Ajoutez ensuite les petits pois aux échalotes. Salez et poivrez. Couvrez. Laissez la cuisson se poursuivre à feu doux pendant 5 min.

4 Rincez le persil et épongez-le. Hachez-en la valeur de 2 cuillerées à café. Parsemez-en les petits pois et servez.

Vous pouvez utiliser du bouillon dégraissé.

Vous pouvez ajouter un peu de beurre frais ou de beurre allégé au moment de servir.

Carottes braisées

Pour 4 personnes
Préparation : 15 min
Cuisson : 20 min
750 g de carottes
1 oignon
2 échalotes
1 feuille de laurier
1 branche de romarin
1 pincée de sucre
2 branches de persil plat
Poivre du moulin
Sel

1 Grattez les carottes, lavez-les et coupez-les en fines rondelles. Pelez l'oignon et les échalotes. Hachez-les.

2 Faites fondre l'oignon et les échalotes à feu moyen dans une sauteuse à revêtement antiadhésif pendant 3 min.

3 Ajoutez les carottes dans la sauteuse et faites-les revenir 5 min. Salez et poivrez. Ajoutez le laurier et le romarin. Arrosez avec un peu d'eau. Couvrez et laissez mijoter 15 min.

4 Rincez le persil et hachez-le. Enlevez le laurier et le romarin. Poudrez de sucre et de persil.

Vous pouvez ajouter un peu de beurre frais au moment de servir.

Artichauts à la sarriette

Pour 4 personnes
Préparation : 30 min
Cuisson : 30 min
12 artichauts poivrade
4 brins de sarriette fraîche
1 citron
1 litre de bouillon de légumes préparé avec 2 cubes ou 2 cuil. à soupe de poudre de bouillon instantané
1/8 de litre (12,5 cl) de vin blanc
2 ou 3 branches de persil plat
Poivre du moulin, sel

1 Arrachez la queue des artichauts. Retirez les feuilles dures et coupez l'extrémité des autres. Coupez les artichauts en deux. Retirez éventuellement le foin. Frottez-les au fur et à mesure avec le citron afin qu'ils ne noircissent pas.

2 Faites chauffer une sauteuse à revêtement antiadhésif et faites-y dorer les artichauts en les remuant sans cesse. Arrosez avec le vin blanc et laissez-le s'évaporer à feu vif. Parsemez de sarriette.

3 Ajoutez le bouillon dans la sauteuse, couvrez et faites cuire pendant 20 min, en remuant de temps en temps. Salez légèrement et poivrez.

4 Au moment de servir, rincez le persil, épongez-le et ciselez-le. Parsemez-en le plat.

Attention, le court-bouillon est déjà salé ; goûtez avant de rajouter du sel.

Si vous ne trouvez pas de sarriette fraîche, remplacez-la par de la sarriette séchée.

Poivrons aux herbes de Provence

Pour 4 personnes
Préparation : 15 min
Cuisson : 20 min
2 poivrons verts
2 poivrons rouges
12 cl de vin rouge
1 oignon
2 gousses d'ail
1 cuil. à café d'herbes de Provence
(thym, origan, sarriette, marjolaine, romarin)
2 ou 3 branches de persil
Poivre du moulin, sel

1 Lavez les poivrons. Ouvrez-les en deux pour en enlever les graines et les filaments blancs, et coupez-les en lanières d'1 cm.

2 Épluchez l'oignon et les gousses d'ail. Hachez-les finement.

3 Faites revenir 2 min les poivrons, l'oignon et l'ail dans une sauteuse à revêtement antiadhésif, sans cesser de remuer. Ajoutez le vin rouge, grattez le fond du récipient avec une spatule, faites bouillir 2 min, puis laissez réduire de moitié.

4 Ajoutez les herbes de Provence dans la sauteuse, salez et poivrez. Couvrez. Laissez mijoter à petit feu pendant 10 min en remuant de temps en temps.

5 Rincez le persil, épongez-le et hachez-le. Poudrez-en les poivrons au moment de servir.

Vous pouvez, au moment de servir, ajouter un filet d'huile d'olive pour rehausser le goût du plat.

Haricots verts persillade

Pour 4 personnes
Préparation : 10 min
Cuisson : 10 min environ
700 g de haricots verts très fins
20 g de beurre
2 gousses d'ail
4 branches de persil plat
Sel

1 Équeutez les haricots et lavez-les.

2 Faites bouillir une casserole d'eau salée. Faites-y cuire les haricots verts pendant environ 7 min, sans couvrir. Vérifiez la cuisson : ils doivent être encore croquants.

3 Pendant ce temps, pelez les gousses d'ail. Faites bouillir une petite casserole d'eau, plongez-y l'ail pendant 2 min. Égouttez les gousses et pilez-les.

4 Rincez le persil et hachez-en la valeur de 2 cuillerées à soupe. Mélangez l'ail au persil.

5 Égouttez rapidement les haricots. Faites fondre le beurre dans la casserole. Passez-y les haricots verts et remuez-les délicatement pour qu'ils s'enrobent de beurre. Égouttez-les dans une passoire, mettez-les dans une poêle avec le mélange ail-persil et faites-les sauter pendant 1 min. Servez aussitôt.

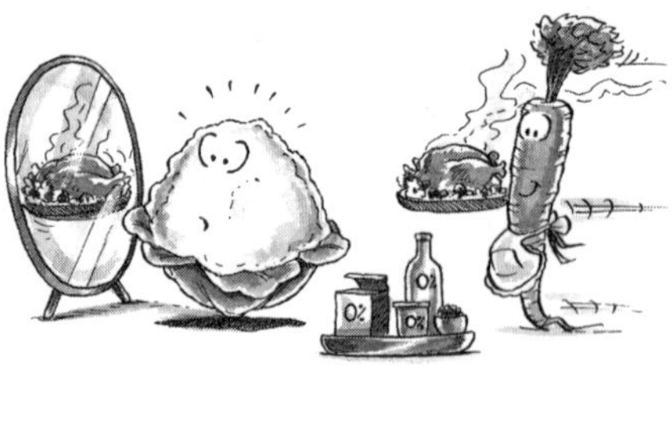

Crapés de courgette

Pour 4 personnes
Préparation et cuisson : 30 min
700 g de courgettes
2 œufs
3 cuil. à café de farine
1 oignon rouge
2 gousses d'ail
1 branche de menthe
1 cuil. à soupe d'huile de tournesol
1 pincée de noix de muscade
Poivre du moulin
Sel

1 Lavez les courgettes, ôtez les extrémités, puis râpez-les. Pelez l'oignon et râpez-le également. Mettez les courgettes et l'oignon dans un saladier, saupoudrez de sel et mélangez. Laissez macérer 10 min.

2 Pelez l'ail et passez-le au presse-ail. Rincez la menthe, épongez-la et hachez-en la valeur de 2 cuillerées à café.

3 Passez les courgettes et l'oignon sous l'eau froide, égouttez-les et pressez-les entre vos mains pour évacuer le maximum d'eau.

4 Battez les œufs en omelette. Ajoutez les courgettes et l'oignon, tamisez la farine au-dessus, ajoutez l'ail, la menthe et la noix de muscade. Poivrez.

5 Faites chauffer une poêle à fond épais, à revêtement antiadhésif, pendant 3 min. Ajoutez l'huile et laissez-la chauffer 1 min sur feu très vif.

6 Prenez la pâte avec une cuillère à soupe et déposez-la dans la poêle en formant des petites galettes d'environ 5 cm de diamètre et d'à peine 1 cm d'épaisseur. Faites-les dorer 2 min de chaque côté, en les retournant avec une spatule.

Servez ces crapés dès qu'ils sont cuits avec une sauce tomate crue (voir page 46).

Morilles et girolles à la fondue d'échalotes

Pour 4 personnes
Préparation : 15 min
Cuisson : 10 min
60 g de morilles séchées
400 g de girolles
150 g d'échalotes
1 bouquet de ciboulette
1/2 bouquet de persil plat
1/2 bouquet de cerfeuil
Poivre noir du moulin, fleur de sel de Guérande

1 Mettez-les morilles dans une jatte, couvrez-les d'eau tiède et laissez-les se réhydrater.

2 Lavez rapidement les girolles et égouttez-les. Pelez les échalotes et hachez-les finement. Faites-les fondre à feu doux dans une poêle à revêtement antiadhésif.

3 Égouttez les morilles et gardez leur eau de trempage. Coupez-les en deux, rincez-les. Ajoutez dans la poêle les morilles et les girolles. Filtrez 5 cuillerées à soupe de l'eau de trempage des morilles et ajoutez-la également. Faites cuire à feu doux pendant environ 6 min.

4 Rincez le persil et le cerfeuil, épongez-les et hachez-les.

5 Ajoutez les fines herbes hachées aux champignons et servez.

Chaque convive mettra un peu de fleur de sel et poivrera à sa convenance.

Ajoutez éventuellement un peu de beurre frais ou de beurre allégé au moment de servir.

Les desserts et les boissons

Mousse aux abricots

Pour 4 personnes
Préparation : 15 min
Cuisson : 10 min
Réfrigération : 1 à 2 h
500 g d'abricots bien mûrs
250 g de fromage blanc à 20 % de matière grasse
3 blancs d'œufs
3 cuil. à soupe de sucre, 1 feuille de gélatine
10 cl de vin de muscat
1/2 gousse de vanille

1 Mettez la feuille de gélatine à tremper dans un bol d'eau froide.

2 Lavez les abricots, coupez-les en deux et dénoyautez-les.

3 Faites bouillir le muscat dans une casserole, ajoutez les abricots. Fendez la gousse de vanille en deux, grattez ses graines au-dessus de la casserole et ajoutez la gousse également. Couvrez. Faites cuire à feu doux pendant 10 min.

4 Retirez la gousse de vanille. Mixez les abricots. Égouttez la gélatine et ajoutez-la au mélange encore chaud. Remuez jusqu'à ce qu'elle soit totalement dissoute. Laissez refroidir.

5 Incorporez le fromage blanc à la préparation.

6 Battez les blancs en neige très ferme, ajoutez le sucre en continuant à battre. Ajoutez-les délicatement à la préparation.

7 Répartissez la mousse entre 4 coupelles et laissez-les 1 à 2 h au réfrigérateur.

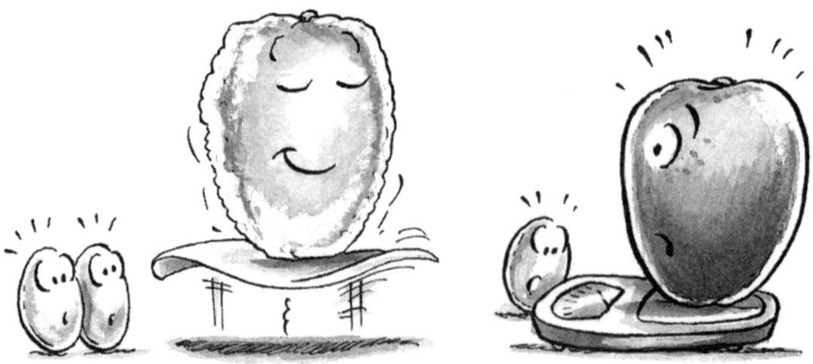

Mousse au chocolat

Pour 4 personnes
Préparation et cuisson : 15 min
Réfrigération : 3 h
150 g de chocolat noir à plus de 50 % de cacao
3 œufs entiers, 1 blanc d'œuf
2 cuil. à soupe de sucre, 1 sachet de sucre vanillé
1 cuil. à café de gingembre en poudre
1 pincée de sel

1 Cassez le chocolat en morceaux, mettez-le dans une jatte avec 4 cuillerées à soupe d'eau et faites-le fondre dans un bain-marie.

2 Cassez les œufs en séparant les blancs des jaunes. Ajoutez aux jaunes le sucre vanillé et le gingembre et travaillez le mélange avec une cuillère en bois.

3 Ajoutez une pincée de sel aux 4 blancs d'œufs et battez-les en neige très ferme. Versez le sucre en pluie tout en continuant de battre, jusqu'à ce que les blancs soient lisses et brillants.

4 Ajoutez le chocolat fondu aux jaunes d'œufs, puis incorporez très délicatement les blancs en neige à la préparation au chocolat, en soulevant le mélange avec une cuillère à soupe, sans battre.

5 Laissez la mousse au réfrigérateur pendant 3 h avant de servir.

Salade d'oranges

Pour 4 personnes
Préparation : 10 min
5 oranges, 1/2 grenade
1 cuil. à café d'eau de fleur d'oranger
1 cuil. à café bombée de fructose
1 pincée de cannelle, 1 pincée de girofle en poudre

1 Pelez 4 oranges à vif, en entamant la pulpe : les fruits ne doivent plus présenter de peau blanche. Coupez-les en fines rondelles. Travaillez au-dessus d'une jatte pour récupérer le jus des fruits. Retirez les pépins.

2 Pressez la dernière orange. Ajoutez son jus au jus déjà recueilli. Ajoutez également l'eau de fleur d'oranger, le fructose, la cannelle et le girofle. Mélangez. Versez sur les rondelles d'orange. Gardez au frais.

3 Au moment de servir, prélevez les « perles » de la grenade avec une cuillère à café et décorez-en la salade.

Salade de fruits d'hiver

Pour 4 personnes
Préparation : 20 min
2 pommes croquantes
1 poire fondante
1 banane
1 orange sanguine
2 mandarines
1/2 citron
3 cuil. à soupe de fructose
1 cuil. à café d'eau de fleur d'oranger

1 Coupez les mandarines en deux et pressez-les. Pressez également le demi-citron. Mettez ces jus de fruits et l'eau de fleur d'oranger dans un saladier. Faites-y dissoudre le fructose.

2 Épluchez les pommes et coupez-les en lamelles. Plongez-les au fur et à mesure dans les jus de fruits pour éviter qu'elles noircissent.

3 Épluchez la poire, pelez la banane, coupez-les en lamelles et ajoutez-les dans le saladier. Mélangez délicatement pour que tous les fruits soient passés dans le jus de fruits.

4 Épluchez l'orange à vif, en entamant la pulpe. Détachez les quartiers, ôtez toutes les membranes et les pépins. Il ne doit rester aucune peau blanche. Faites cette opération au-dessus d'un bol pour récupérer le jus.

5 Ajoutez l'orange et le jus dans le saladier. Gardez au frais jusqu'au moment de servir.

Soupe de figues fraîches

Pour 4 personnes
Préparation : 15 min
Cuisson : 5 min
8 belles figues violettes
2 ou 3 oranges maltaises
1 citron
1/2 pamplemousse
4 cuil. à soupe de sucre
Quelques branches de citronnelle fraîche
1 cuil. à café de graines de fenouil

1 Mettez les figues au frais.

2 Pressez les oranges et mesurez 15 cl de jus. Pressez le citron pour obtenir 5 cl de jus. Pressez le demi-pamplemousse pour obtenir également 5 cl de jus. Hachez grossièrement la citronnelle pour en obtenir la valeur de 4 cuillerées à soupe. Écrasez les graines de fenouil.

3 Mélangez dans une casserole les jus de fruits et le sucre. Faites chauffer quelques minutes, sans atteindre l'ébullition.

4 Retirez la casserole du feu. Ajoutez-y la citronnelle et les graines de fenouil. Laissez infuser 15 min.

5 Passez le contenu de la casserole dans une passoire fine. Gardez au frais.

6 Au moment de servir, lavez les figues et essuyez-les délicatement. Coupez-les en tranches fines. Répartissez-les dans 4 assiettes creuses et versez l'infusion d'agrumes dessus.

Vous pouvez remplacer la citronnelle fraîche (que l'on peut se procurer dans les magasins de produits asiatiques) par 3 cuillerées à soupe de citronnelle sèche.

Vous pouvez utiliser 4 cuillerées à soupe de sucre de synthèse à la place du sucre.

Carpaccio de fraises

Pour 4 personnes
Préparation : 10 min
500 g de fraises bien sucrées
1 ou 2 citrons verts,
16 très petites feuilles de basilic
Poivre noir du moulin

1 Lavez rapidement les fraises, égouttez-les et essuyez-les soigneusement. Équeutez-les et coupez-les en fines lamelles.

2 Rangez les fraises dans 4 assiettes bien froides.

3 Pressez un ou deux citrons verts pour obtenir 4 cuillerées à soupe de jus.

4 Arrosez les fraises avec le jus de citron vert, poivrez-les et décorez avec les feuilles de basilic.

Si les fraises ne sont pas assez sucrées, poudrez-les d'un peu de sucre ou de sucre de synthèse (édulcorant).

Si l'association fraise-basilic vous « effraie », remplacez le basilic par de la menthe.

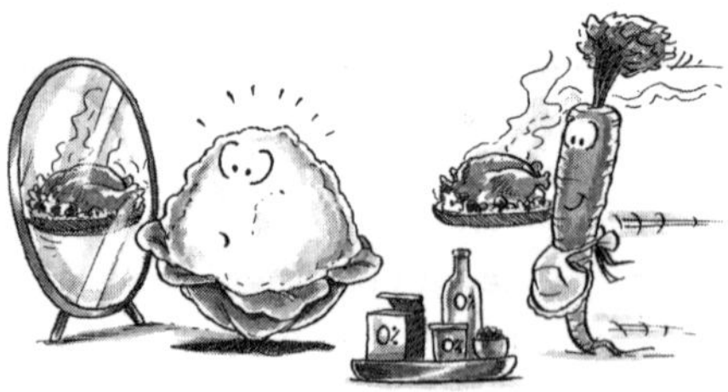

Bananes en papillotes

Pour 4 personnes
Préparation : 10 min
Cuisson : 12 min

4 bananes fermes
4 cuil. à café rases de sucre
2 gousses de vanille
1/2 citron
1 orange
1 pincée de noix de muscade fraîchement râpée
Rhum (facultatif)

1 Pressez le demi-citron. Épluchez les bananes et coupez-les en deux. Citronnez-les au fur à mesure pour éviter qu'elles noircissent.

2 Pressez l'orange. Mélangez 4 cuillerées à soupe de jus d'orange avec la noix de muscade et le sucre.

3 Préparez 4 rectangles d'aluminium ménager. Déposez 1 banane sur chaque carré. Fendez les gousses de vanille et grattez leurs graines au-dessus des bananes. Arrosez chaque banane avec 1 cuillerée à soupe de jus d'orange.

4 Enfermez hermétiquement les bananes, sans serrer. Déposez-les dans le panier à vapeur d'un autocuiseur, versez 2 verres d'eau au fond du récipient, couvrez et laissez cuire 12 min à partir du chuchotement de la soupape.

5 Servez immédiatement les bananes dans leurs papillotes.

Éventuellement, pour les amateurs, au moment de servir, arrosez les bananes d'un peu de rhum chaud et enflammez-le dans la papillote.

Tarte aux abricots

Pour 4 personnes
Préparation : 25 min
Cuisson : 30 min
Pour la pâte :
100 g de farine
40 g de beurre
60 g de fromage blanc à 20 % de matière grasse (1 grosse cuil. à soupe)
1 pincée de sel fin
Pour la garniture :
500 g d'abricots mûrs, 1 tranche de pain de mie
1 cuil. à soupe de cassonade

1 Faites griller la tranche de pain de mie et laissez-la refroidir. Préchauffez le four à 220 °C, thermostat 8.

2 Préparez la pâte : mélangez du bout des doigts la farine avec le beurre. Ajoutez le fromage blanc et la pincée de sel. Travaillez rapidement le tout en ajoutant 1 ou 2 cuillerées à soupe d'eau si le mélange ne se fait pas bien.

3 Étalez la pâte sur le plan de travail légèrement fariné et garnissez-en un moule à tarte à revêtement antiadhésif de 22 cm de diamètre. Piquez le fond régulièrement avec une fourchette.

4 Confectionnez la garniture : émiettez le pain de mie grillé sur le fond de tarte. Lavez les abricots, essuyez-les, coupez-les en deux et retirez les noyaux. Rangez les demi-abricots sur le fond de tarte les uns contre les autres, côté creux vers le haut. Saupoudrez de cassonade.

5 Mettez le moule dans le four et laissez cuire 15 min. Réduisez alors la température à 180 °C, thermostat 6, et laissez cuire e ncore 15 min.

6 Posez le moule sur une grille et démoulez la tarte tiède.

Vous pouvez préparer la même tarte avec des brugnons coupés en lamelles que vous ferez se chevaucher.

Vous pouvez confectionner la pâte avec du beurre allégé supportant la cuisson.

Tarte aux myrtilles

Pour 4 personnes
Préparation : 25 min
Cuisson : 40 min

Pour la pâte :
100 g de farine
40 g de beurre
60 g de fromage blanc à 20 % de matière grasse
1 pincée de sel fin

Pour la garniture :
250 g de myrtilles,
100 g de fromage blanc à 20 % de matière grasse
4 cuil. à soupe de sucre
30 g de farine
1 œuf
10 cl de lait demi-écrémé
2 cuil. à soupe de crème fraîche

1 Préchauffez le four à 180 °C, thermostat 6. Mettez la crème dans un bol et placez celui-ci au réfrigérateur.

2 Préparez la pâte : mélangez du bout des doigts la farine avec le beurre. Ajoutez le fromage blanc et la pincée de sel. Travaillez rapidement le tout en ajoutant 1 ou 2 cuillerées à soupe d'eau si le mélange ne s'amalgame pas bien.

3 Étalez la pâte sur le plan de travail légèrement fariné et garnissez-en un moule à tarte à revêtement antiadhésif de 22 à 24 cm de diamètre. Piquez le fond régulièrement avec une fourchette. Posez un papier sulfurisé sur la pâte et recouvrez avec des légumes secs pour empêcher la pâte de gonfler. Mettez au four et laissez cuire pendant 10 min.

4 Préparez la garniture : lavez les myrtilles, épongez-les dans du papier absorbant.

5 Mélangez le fromage blanc avec le sucre. Ajoutez la farine en la tamisant et l'œuf. Travaillez bien le tout. Ajoutez le lait. Fouettez la crème fraîche. Incorporez-la au mélange.

6 Sortez le moule du four, retirez les légumes secs et le papier. Étalez les myrtilles sur la pâte, puis couvrez-les avec la crème au fromage blanc. Remettez au four et laissez cuire 30 min. Démoulez dès la sortie du four.

Vous pouvez remplacer la crème fraîche par de la crème allégée à 15 % et le sucre par 4 cuillerées à soupe d'édulcorant supportant la cuisson.

Clafoutis aux prunes

Pour 4 personnes
Préparation : 15 min
Cuisson : 25 min
400 g de prunes rouges bien mûres
15 cl de lait demi-écrémé
2 petits jaunes d'œufs
2 cuil. à soupe bombées de farine
4 cuil. à soupe de sucre, 1 cuil. à café d'armagnac
Quelques gouttes d'essence de vanille
1 pincée de sel
Pour le plat :
1 cuil. à café de farine

1 Préchauffez le four à 180 °C, thermostat 6.

2 Lavez les prunes, dénoyautez-les et coupez-les en quatre.

3 Tamisez la farine. Travaillez les jaunes d'œufs avec le sucre, l'armagnac, l'essence de vanille, le sel et la farine. Ajoutez peu à peu le lait, en battant doucement au fouet.

4 Farinez légèrement un plat à gratin. Disposez les prunes dans le plat et versez doucement la pâte dessus.

5 Mettez au four et laissez cuire pendant 25 min.

6 Servez tiède dans le plat de cuisson.

Vous pouvez remplacer le sucre par 4 cuillerées à soupe de sucre de synthèse (édulcorant) supportant la cuisson.

Gratin de fruits rouges

Pour 4 personnes
Préparation : 10 min
Cuisson : 10 min

600 g d'un assortiment de fruits rouges, au choix
2 œufs
4 cuil. à soupe de sucre
1 cuil. à café de farine
30 g de poudre d'amandes

1. Préchauffez le four à 180 °C, thermostat 6.

2. Rincez les fruits rouges (à l'exception des framboises) et épongez-les sur du papier absorbant. Répartissez-les dans 4 plats à œufs en porcelaine à feu. Saupoudrez-les avec 1 cuillerée à soupe de sucre.

3. Travaillez vigoureusement les œufs avec le reste du sucre. Ajoutez la farine et la poudre d'amandes et mélangez intimement. Versez cette préparation sur les fruits.

4. Mettez les plats dans le four et laissez cuire pendant 10 min.

5. Servez tiède dans les plats de cuisson.

Vous pouvez remplacer le sucre par 4 cuillerées à soupe de sucre de synthèse (édulcorant) supportant la cuisson.

Gratin de rhubarbe

Pour 4 personnes
Préparation : 20 min
Cuisson : 30 min
600 g de tiges de rhubarbe
1 biscotte
6 cuil. à soupe de fromage blanc à 20 % de matière grasse
4 jaunes d'œufs
8 cuil. à soupe de sucre

1 Pelez la rhubarbe et coupez-la en bâtonnets. Mettez-la dans une casserole avec 1 cuillerée à soupe d'eau. Couvrez et faites cuire pendant 20 min à feu très doux.

2 Versez la rhubarbe dans une passoire et laissez-la s'égoutter.

3 Préchauffez le four à 180 °C, thermostat 6.

4 Mélangez les jaunes d'œufs avec 3 cuillerées à soupe de sucre et le fromage blanc.

5 Versez la rhubarbe dans une jatte. Émiettez dessus la biscotte, ajoutez le reste de sucre et mélangez.

6 Répartissez la rhubarbe dans 4 plats à œufs individuels, en porcelaine à feu. Versez dessus la crème aux œufs, mettez au four et faites cuire 10 min. Servez chaud ou tiède.

Vous pouvez remplacer le sucre par 8 cuillerées à soupe de sucre de synthèse (édulcorant) supportant la cuisson.

Soufflé au Grand Marnier

Pour 4 personnes
Préparation : 20 min
Cuisson : 30 min
25 cl de lait demi-écrémé
50 g de farine
3 œufs
4 cuil. à soupe de sucre
10 cl de Grand Marnier
1/2 gousse de vanille
Pour le moule à soufflé
10 g de beurre
1 cuil. à soupe de sucre

1 Préchauffez le four à 200 °C, thermostat 7.

2 Versez le Grand Marnier dans une petite casserole, faites-le chauffer et laissez-le bouillir pendant 2 min.

3 Versez le lait dans une autre casserole. Fendez la demi-gousse de vanille en deux et grattez ses graines au-dessus du lait. Ajoutez la gousse. Portez à ébullition puis laissez tiédir.

4 Retirez la gousse de vanille du lait. Délayez la farine avec un peu de lait tiède, en remuant avec une cuillère en bois, puis ajoutez le reste du lait. Versez dans la casserole et faites épaissir et dessécher cette sauce pendant une dizaine de minutes, sans cesser de remuer.

5 Cassez les œufs en séparant les blancs des jaunes. Hors du feu, ajoutez les jaunes d'œufs et le Grand Marnier à la sauce précédente en remuant soigneusement.

6 Faites fondre le beurre prévu pour le moule. Badigeonnez-en le fond et la paroi d'un petit moule à soufflé de 16 cm de diamètre. Poudrez également le fond et la paroi de sucre.

7 Battez les blancs d'œufs en neige très ferme, ajoutez le sucre en continuant à battre, jusqu'à ce que les blancs soient lisses et brillants.

8 Incorporez délicatement les blancs d'œufs à la préparation, en soulevant le mélange avec une cuillère à soupe, sans tourner ni battre. Versez dans le moule, mettez au four et laissez cuire pendant 20 min. Servez immédiatement.

Vous pouvez remplacer le sucre par 4 cuillerées à soupe de sucre de synthèse (édulcorant) résistant à la cuisson.

Pêches au sabayon

Pour 4 personnes
Préparation et cuisson : 15 min
4 pêches blanches bien mûres
4 jaunes d'œufs
4 cuil. à soupe de sucre
1 ou 2 oranges

1 Ébouillantez les pêches, pelez-les, coupez-les en deux et dénoyautez-les.

2 Répartissez les pêches dans 4 petites assiettes creuses, couvrez de film alimentaire et mettez au frais.

3 Pressez les oranges pour obtenir 20 cl de jus. Mélangez dans une jatte supportant la chaleur les jaunes d'œufs, 3 cuillerées à soupe de jus d'orange et le sucre.

4 Posez la jatte au-dessus d'un bain-marie non bouillant, en fouettant doucement jusqu'à ce que le mélange épaississe et devienne mousseux. À ce moment, ajoutez le reste du jus d'orange et battez jusqu'à ce que la trace du fouet reste visible quelques secondes dans le fond de la casserole.

5 Versez le sabayon sur les pêches et servez immédiatement.

Vous pouvez remplacer le sucre par 4 cuillerées à soupe de sucre de synthèse (édulcorant) supportant la cuisson.

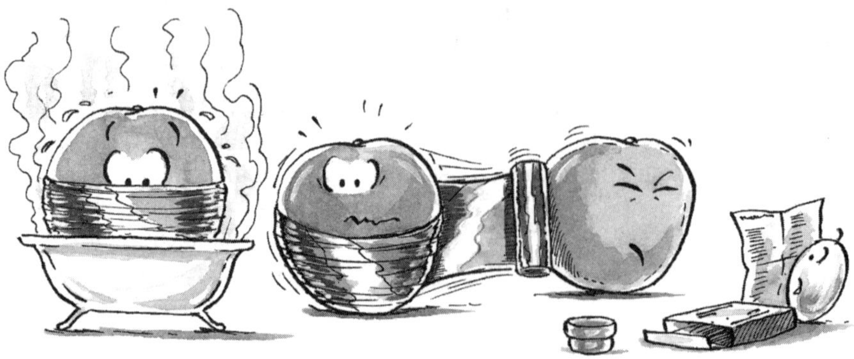

Gâteau au fromage blanc et aux noisettes

Pour 4 personnes
Préparation : 15 min
Cuisson : 35 min

300 g de fromage blanc à 20 % de matière grasse
2 œufs entiers
1 blanc d'œuf
8 cuil. à soupe de sucre
50 g de noisettes mondées (pelées)
1/2 citron
1 pincée de sel

1 Préchauffez le four à 150 °C, thermostat 4.

2 Passez les noisettes au robot ménager et hachez-les grossièrement. Râpez le zeste du demi-citron.

3 Cassez les œufs en séparant les blancs des jaunes. Mettez les jaunes dans une jatte. Ajoutez le fromage blanc, 3 cuillerées à soupe de sucre, les noisettes et le zeste de citron.

4 Ajoutez une pincée de sel aux 3 blancs d'œufs, battez-les en neige, ajoutez le reste du sucre tout en continuant de battre, jusqu'à ce que les blancs soient lisses, homogènes et brillants.

5 Incorporez très délicatement les blancs en neige à la préparation au fromage blanc, en soulevant la pâte avec une cuillère à soupe, sans tourner ni battre.

6 Versez la pâte dans un moule à manqué à revêtement antiadhésif de 20 cm de diamètre. Mettez au four et laissez cuire pendant 35 min.

7 Laissez refroidir totalement le gâteau avant de le démouler.

Servez éventuellement ce gâteau avec un coulis de fruit.

Vous pouvez remplacer le sucre par 8 cuillerées à soupe de sucre de synthèse (édulcorant) supportant la cuisson.

Gâteau de pommes fondantes

Pour 4 personnes
Préparation : 45 min
Cuisson : 2 h
Refroidissement : 3 h
Réfrigération : 1 nuit

1,2 kg de pommes fermes, croquantes et acidulées
4 cuil. à soupe de sucre
1 cuil. à soupe de cannelle
1 cuil. à café de vanille en poudre
2 pincées de quatre-épices

1 Mélangez le sucre avec la vanille, la cannelle et le quatre-épices.

2 Épluchez les pommes, coupez-les en quatre, épépinez-les et recoupez-les en fines lamelles de 2 mm d'épaisseur.

3 Disposez une couche de pommes dans un petit moule à soufflé et poudrez-les avec le sucre épicé. Posez une autre couche de pommes, poudrez de sucre épicé et continuez ainsi jusqu'à épuisement des pommes. Posez sur les pommes une petite assiette pour les tasser.

4 Préchauffez le four à 180 °C, thermostat 6.

5 Fermez hermétiquement le moule avec de l'aluminium ménager. Posez-le dans un plat à gratin contenant de l'eau chaude. Mettez au four et laissez cuire pendant 2 h.

6 À la fin de la cuisson, sortez le moule du bain-marie et laissez refroidir à température ambiante.

7 Placez le moule froid au réfrigérateur et laissez-l'y pendant 12 h. Servez très frais.

Vous pouvez remplacer le sucre par 4 cuillerées à soupe de sucre de synthèse (édulcorant) supportant la cuisson.

Charlotte aux fraises

Pour 4 personnes
Préparation : 40 min
Cuisson : 10 min
Réfrigération : 3 h

12 biscuits à la cuiller (recette p. 168)
200 g de fraises, 1 barquette de fraises des bois
15 cl de lait écrémé
10 cl de crème fraîche très froide
1 œuf
4 feuilles de gélatine
6 cuil. à soupe de sucre
1/4 de gousse de vanille

1 Lavez les fraises, équeutez-les et mixez-les. Couvrez le récipient de film alimentaire et mettez au frais.

2 Faites tremper la gélatine dans un bol d'eau froide. Versez le lait dans une casserole. Fendez le morceau de vanille et grattez-le au-dessus du lait. Portez à ébullition.

3 Cassez l'œuf en séparant le blanc du jaune. Ajoutez le sucre au jaune d'œuf, battez au fouet à main, arrosez peu à peu avec le lait chaud sans cesser de remuer. Reversez le tout dans la casserole et faites chauffer jusqu'aux premiers frémissements, sans cesser de remuer avec une cuillère en bois, jusqu'à ce que la crème nappe la cuillère.

4 Égouttez les feuilles de gélatine et incorporez-les à la crème chaude, hors du feu. Ajoutez la purée de fraises. Mélangez soigneusement. Posez la casserole dans un saladier contenant des glaçons et laissez refroidir, en remuant de temps en temps.

5 Battez la crème fraîche avec un fouet jusqu'à ce qu'elle soit mousseuse et ferme. Ajoutez-la délicatement à la préparation complètement froide. Battez le blanc d'œuf en neige ferme et incorporez-le également en soulevant le mélange avec une cuillère à soupe, sans tourner ni battre.

6 Couvrez le fond d'un petit moule à charlotte d'un disque de papier sulfurisé. Tapissez la paroi de biscuits à la cuiller, côté sucré contre le moule. Versez de la crème aux fraises à mi-hauteur. Mettez au réfrigérateur et laissez prendre pendant 1 h.

7 Parsemez la crème prise avec les deux tiers des fraises des bois. Versez le reste de la crème aux fraises et recouvrez de biscuits en appuyant légèrement. Posez une assiette et un poids sur la charlotte et laissez de 4 à 6 h au réfrigérateur.

8 Démoulez la charlotte sur un plat de service. Décorez avec le reste des fraises des bois. Servez avec un coulis de fraises.

Petits choux aux framboises

Pour 4 personnes
Préparation : 20 min
Cuisson : 30 min

Pour la pâte à choux :
10 cl de lait demi-écrémé
1 œuf
30 g de farine
15 g de beurre
1/2 cuil. à café de sucre, 1 pincée de sel

Pour la garniture :
1/8 de litre (12,5 cl) de lait demi-écrémé
1/2 jaune d'œuf
2 cuil. à soupe de sucre
1 cuil. à café de Maïzena
1 cuil. à café d'alcool de framboise
3 gouttes d'essence de vanille
250 g de framboises
Quelques gouttes de jus de citron

1 Préchauffez le four à 200 °C, thermostat 7.

2 Préparez la pâte à choux : versez le lait dans une casserole. Ajoutez le sucre, le beurre et le sel. Portez à ébullition. Versez la farine d'un coup et tournez jusqu'à ce que la pâte ne colle plus à la paroi de la casserole. Retirez du feu et ajoutez l'œuf en battant vigoureusement.

3 Couvrez la tôle à pâtisserie de papier sulfurisé. Humectez-le.

4 Mettez la pâte dans une poche à douille munie d'une douille lisse et déposez sur la plaque 4 boules de pâte de même taille. Mettez au four et laissez cuire 20 min. Laissez refroidir.

5 Pendant ce temps, préparez la garniture : délayez la Maïzena avec 1 cuil. à soupe de lait froid. Portez à ébullition le reste du lait.

6 Mélangez le jaune d'œuf avec la Maïzena. Arrosez peu à peu avec le lait chaud, sans cesser de remuer. Ajoutez le sucre. Portez le tout à ébullition toujours en remuant, jusqu'à ce que la crème épaississe. Retirez du feu. Ajoutez l'alcool de framboise et l'essence de vanille. Laissez refroidir.

7 Peu de temps avant de servir, fendez les choux aux deux tiers de leur hauteur et emplissez-les de crème. Garnissez avec quelques framboises.

8 Passez le reste des framboises au moulin à légumes, grille fine. Ajoutez quelques gouttes de jus de citron et sucrez légèrement si cela est nécessaire. Gardez le coulis de framboises et les choux au frais jusqu'au moment de servir, mais ne les laissez pas attendre trop longtemps pour éviter que la crème ne détrempe la pâte.

Biscuit roulé au chocolat

Pour 4 personnes
Préparation : 30 min
Cuisson : 15 min
Réfrigération : 5 h
Pour le biscuit :
4 œufs à température ambiante
100 g de farine
6 cuil. à soupe de sucre, 50 g de cacao
Quelques gouttes d'extrait de café
2 pincées de levure chimique
1 pincée de sel
Pour la crème pâtissière :
1/3 (33 cl) de litre de lait demi-écrémé
20 g de Maïzena, 3 cuil. à soupe de sucre
1 gros jaune d'œuf
1 gousse de vanille

1 Préchauffez le four à 180 °C, th. 6. Couvrez le fond d'un moule à biscuit rectangulaire (à bords de 1 cm de haut) de papier sulfurisé.

2 Préparez le biscuit : cassez les œufs en séparant les blancs des jaunes. Mélangez vigoureusement, pendant quelques minutes, les jaunes d'œufs avec 1 cuil. à soupe d'eau, 3 cuil. à soupe de sucre et quelques gouttes d'extrait de café.

3 Ajoutez une pincée de sel aux blancs d'œufs, battez-les en neige ferme, ajoutez le reste du sucre sans cesser de battre pour bien meringuer les blancs.

4 Incorporez délicatement les blancs battus aux jaunes en soulevant la masse.

5 Mélangez la farine, le cacao et la levure. Tamisez-les et ajoutez-les en pluie à la préparation. Mélangez délicatement. Versez la pâte à hauteur du moule. Lissez-la. Mettez au four et laissez cuire 15 min.

6 Préparez la crème pâtissière : délayez la Maïzena avec 4 cuil. à soupe de lait froid. Versez le reste du lait dans une casserole. Fendez la gousse de vanille en deux et grattez-la au-dessus du lait. Ajoutez la gousse. Faites chauffer.

7 Mélangez le jaune d'œuf avec la Maïzena et le sucre. Ajoutez peu à peu le lait chaud, sans cesser de remuer. Portez le tout à ébullition, toujours en remuant, jusqu'à ce que la crème épaississe. Laissez refroidir.

8 Étalez un torchon sur le plan de travail. Sortez le biscuit du four, retournez-le sur le torchon et retirez le papier sulfurisé. Laissez refroidir une dizaine de minutes.

9 Tartinez la surface du biscuit de crème pâtissière et roulez-le parallèlement à la longueur en vous aidant du torchon, sans serrer. Enveloppez le biscuit d'aluminium et laissez-le reposer 5 h au réfrigérateur.

Biscuits à la cuiller

Pour 20 biscuits
Préparation : 15 min
Cuisson : 10 min
4 jaunes d'œufs
2 blancs d'œufs
5 cuil. à soupe de sucre
40 g de farine
20 g de fécule de pomme de terre
2 cuil. à soupe de sucre glace
Quelques gouttes d'essence de vanille
1 pincée de sel
Matériel :
Une poche à douille munie d'une douille lisse de 1 cm de diamètre environ

1 Préchauffez le four à 200 °C, thermostat 7. Couvrez la plaque à pâtisserie de papier sulfurisé. Mouillez celui-ci avec une éponge et vérifiez qu'il adhère bien à la plaque.

2 Mettez les jaunes d'œufs dans une jatte. Mélangez-les vigoureusement avec 3 cuillerées à soupe de sucre et quelques gouttes d'essence de vanille.

3 Mélangez la farine et la fécule et tamisez-les au-dessus d'une assiette ou d'une feuille de papier.

4 Battez les blancs d'œufs en neige ferme. Dès qu'ils sont fermes, ajoutez le reste du sucre en continuant de battre. Ajoutez-les délicatement aux jaunes d'œufs puis incorporez, toujours délicatement, le mélange farine-fécule en soulevant la pâte avec une cuillère à soupe, sans battre ni fouetter.

5 Emplissez la poche à douille avec la pâte. Déposez des bâtonnets de 10 à 12 cm de longueur sur la plaque à pâtisserie.

6 Poudrez les bâtonnets de sucre glace, mettez au four et laissez cuire 10 min environ, sans laisser les biscuits blondir.

7 Laissez refroidir les biscuits avant de les décoller et de les entreposer dans une boîte hermétique.

Vous pouvez remplacer le sucre par 5 cuillerées à soupe de sucre de synthèse (édulcorant) supportant la cuisson.

Biscuit au chocolat

Pour 6 personnes
Préparation : 15 min
Cuisson : 35 min

- 240 g de chocolat amer de couverture
- 3 œufs entiers, 4 blancs d'œufs
- 40 g de beurre
- 5 cuil. à soupe de sucre
- 1 pincée de sel

1 Préchauffez le four à 180 °C, thermostat 6.

2 Cassez le chocolat en morceaux dans une jatte. Ajoutez le beurre, placez la jatte dans un bain-marie frémissant et laissez fondre. Mélangez avec une spatule et gardez le chocolat au chaud.

3 Cassez les œufs en séparant les blancs des jaunes. Ajoutez 1 cuillerée à soupe de sucre aux jaunes et travaillez le mélange avec une cuillère en bois.

4 Mettez les 7 blancs d'œufs dans un grand saladier, ajoutez le sel et battez les blancs en neige ferme. Ajoutez le reste du sucre en continuant à battre, jusqu'à ce que le mélange soit ferme, lisse et brillant.

5 Ajoutez les jaunes aux blancs et mélangez délicatement en soulevant avec une spatule. Incorporez le tout, toujours délicatement, au mélange de chocolat et beurre fondus.

6 Versez aussitôt la pâte dans un moule à manqué à revêtement antiadhésif de 24 cm de diamètre, mettez au four et laissez cuire 35 min.

7 Lorsque le biscuit est cuit, démoulez-le sur une grille et laissez-le refroidir.

Vous pouvez servir avec ce biscuit une crème anglaise parfumée à la cannelle.

Par souci de restriction plus importante, vous pouvez remplacer le beurre par du beurre allégé et le sucre par 5 cuillerées à soupe de sucre de synthèse (édulcorant). Attention : lisez attentivement les étiquettes pour être assuré de choisir un beurre et un édulcorant qui supportent la cuisson.

Sorbet au melon

Pour 4 personnes
Préparation : 15 min
Congélation : 3 h
500 g de chair de melon
2 cuil. à soupe de sucre
1/2 citron vert
1 cuil. à soupe de porto

1 Coupez la chair du melon en morceaux. Mettez-les dans le bol du robot ménager. Pressez le demi-citron vert et ajoutez 1 cuil. à soupe de jus au melon. Faites fonctionner l'appareil.

2 Versez la purée obtenue dans un récipient adapté au grand froid (bac à glaçons métallique sans compartiments par exemple), placez-le dans le congélateur et laissez prendre pendant 30 min.

3 Après 30 min de congélation, sortez le récipient et passez son contenu au robot. Reversez dans le récipient et laissez à nouveau 30 min au congélateur.

4 Passez une dernière fois la préparation au melon au robot en ajoutant le sucre et le porto. Remettez au congélateur et laissez prendre en glace pendant 2 h.

Vous pouvez remplacer le sucre par 2 cuillerées à soupe de sucre de synthèse (édulcorant).

Lors de la dernière congélation, choisissez un récipient que vous pourrez fermer.

Parfait glacé à la mangue

Pour 4 personnes
Préparation : 15 min
Congélation : 2 h
2 mangues bien mûres
200 g de fromage blanc à 20 % de matière grasse
2 blancs d'œufs
1 sachet de sucre vanillé
2 cuil. à soupe de sucre
1 cuil. à café de cannelle
1 pincée de noix de muscade fraîchement râpée
1 pincée de girofle en poudre
Poivre noir du moulin

1 Coupez les mangues de chaque côté du noyau. Pelez-les et récupérez la chair. Passez-la au mixer.

2 Mélangez la purée de mangue avec le fromage blanc, le sucre vanillé, la cannelle, la noix de muscade et le girofle. Donnez un tour de moulin à poivre.

3 Battez les blancs d'œufs en neige très ferme et ajoutez le sucre en pluie, sans cesser de battre.

4 Incorporez délicatement les blancs d'œufs en neige à la préparation.

5 Emplissez 4 coupes à glace avec la mousse, mettez au congélateur et laissez prendre pendant environ 2 h.

Vous pouvez remplacer le sucre par 2 cuillerées à soupe de sucre de synthèse (édulcorant).

Citrons givrés

Pour 4 personnes	7 citrons jaunes
Préparation : 30 min	3 citrons verts
Cuisson : 5 min	8 cuil. à soupe de sucre
Macération : une nuit	1 lamelle de gingembre frais
Congélation : 5h30	

1 Lavez 4 citrons jaunes. Coupez une calotte aux trois quarts de leur hauteur. Évidez-les au-dessus d'une jatte avec une petite cuillère, en prenant soin de ne pas percer l'écorce et sans retirer de peau blanche avec la pulpe. Mettez les écorces vides dans le congélateur.

2 Pressez suffisamment de citrons jaunes et de citrons verts pour obtenir 10 cl de jus de chaque sorte. Pelez le gingembre et râpez-en finement 2 pincées.

3 Faites chauffer 20 cl d'eau, sans la faire bouillir. Ajoutez-y, hors du feu, la pulpe des citrons, les jus de citron, le gingembre râpé et le sucre. Mélangez soigneusement, versez la préparation dans un récipient fermant hermétiquement et laissez macérer une nuit au réfrigérateur.

4 Le lendemain, filtrez le mélange. Versez-le dans un saladier et laissez 1h30 au congélateur.

5 Mélangez le contenu du saladier avec une fourchette. Faites encore congeler 4 h, en mélangeant 2 fois la préparation avec une fourchette.

6 Emplissez de paillettes givrées les écorces de citron à l'aide d'une petite cuillère. Servez aussitôt.

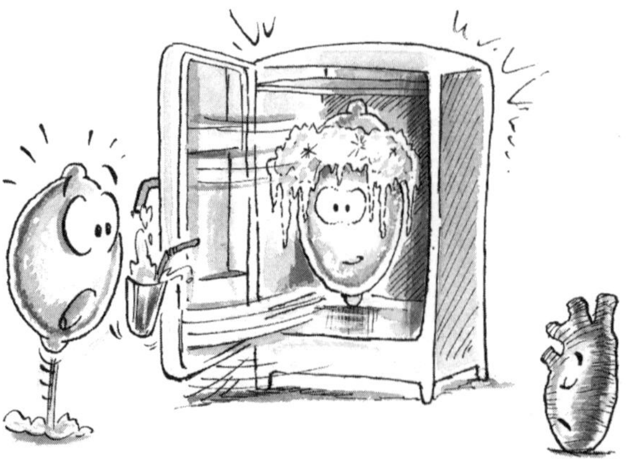

Soufflé glacé aux fruits rouges

Pour 4 personnes
Préparation : 25 min
Congélation : 3 h
800 g de fruits rouges
2 œufs frais
10 cl de crème fraîche liquide froide
6 cuil. à soupe de sucre

1 Mettez la crème dans un saladier et placez celui-ci au réfrigérateur.

2 Préparez 4 bandes d'aluminium ménager, chacune d'une longueur légèrement supérieure à la circonférence d'1 ramequin individuel et d'une largeur égale à 3 fois la hauteur de ce ramequin plus 7 à 8 cm. Pliez chaque bande en trois et tapissez-en la paroi intérieure des ramequins : l'aluminium doit dépasser du bord d'au moins 2 cm.

3 Lavez les fruits rouges (sauf les framboises), essuyez-les, équeutez-les et dénoyautez-les si cela est nécessaire. Réduisez-les en purée au robot ou au mixer, puis passez-les au tamis.

4 Cassez les œufs en séparant les blancs des jaunes. Mettez les jaunes d'œufs avec 2 cuillerées à soupe de sucre dans une jatte supportant la chaleur. Placez celle-ci dans une casserole contenant de l'eau chaude et battez jusqu'à ce que le mélange augmente de volume.

5 Sortez la crème du réfrigérateur et fouettez-la en chantilly, en y incorporant peu à peu 1 cuillerée à soupe de sucre.

6 Mélangez délicatement le coulis de fruits avec la crème, puis avec les jaunes d'œufs.

7 Battez les blancs d'œufs en neige très ferme, ajoutez 3 cuillerées à soupe de sucre en continuant à battre jusqu'à ce que les blancs soient brillants et lisses.

8 Incorporez délicatement les blancs en neige à la préparation précédente et répartissez-la entre les ramequins en allant jusqu'au haut de l'aluminium. Mettez les ramequins dans le congélateur et laissez prendre pendant 3 h. Retirez délicatement l'aluminium au moment de servir.

Vous pouvez remplacer la crème fraîche par une crème allégée (certaines marques se fouettent mieux que d'autres ; la crème fleurette à 20 % est parfaite). Vous pouvez utiliser 6 cuillerées à soupe de sucre de synthèse (édulcorant) à la place du sucre ordinaire.

Glace vanille moelleuse au coulis de cassis

Pour 4 personnes
Préparation : 20 min
Cuisson : 10 min
Congélation : 3 h
60 g de grains de cassis
15 cl de lait demi-écrémé
2 jaunes d'œufs
10 cl de crème fraîche très froide
2 cuil. à soupe de sucre
2 feuilles de gélatine
1/2 gousse de vanille
Pour le coulis :
200 g de grains de cassis
1 cuil. à soupe de sucre
1/2 citron

1 Mettez les feuilles de gélatine à tremper dans un bol d'eau froide.

2 Versez le lait dans une petite casserole. Fendez la demi-gousse de vanille en deux et grattez les graines au-dessus du lait. Ajoutez la demi-gousse. Portez à ébullition, puis retirez du feu et laissez infuser jusqu'à ce que le lait soit tiède.

3 Mettez les jaunes d'œufs dans une jatte, ajoutez le sucre et travaillez le tout avec une cuillère en bois. Versez le lait tiède sur les œufs, mélangez, reversez le tout dans la casserole et faites cuire à feu doux, sans cesser de remuer et sans laisser bouillir, jusqu'à ce que la crème nappe la cuillère.

4 Retirez la casserole du feu. Ôtez la gousse de vanille. Essorez les feuilles de gélatine avec vos doigts et ajoutez-les dans la crème chaude. Mélangez jusqu'à ce qu'elle soit totalement dissoute. Laissez refroidir.

5 Fouettez la crème fraîche jusqu'à ce qu'elle soit ferme et mousseuse. Incorporez-la délicatement à la crème précédente froide.

6 Rincez les 60 g de grains de cassis et épongez-les sur du papier absorbant. Versez la crème à mi-hauteur de 4 petits ramequins en porcelaine. Recouvrez de grains de cassis, puis du reste de la crème. Laissez 3 h dans le congélateur.

7 Préparez le coulis : lavez le cassis, épongez-le et passez-le au moulin à légumes, grille fine. Pressez le demi-citron et ajoutez le sucre au jus obtenu. Mélangez avec le jus de cassis. Gardez au frais.

8 Au moment de servir, trempez les ramequins 30 secondes dans de l'eau chaude et retournez-les sur les assiettes. Nappez de coulis de cassis.

Bavarois à la vanille et coulis de framboises

Pour 4 personnes
Préparation et cuisson : 15 min
Réfrigération : 3 h
40 cl de lait demi-écrémé
4 jaunes d'œufs
4 feuilles de gélatine
160 g de fromage blanc à 20 % de matière grasse
3 cuil. à soupe de sucre
1 gousse de vanille
200 g de framboises, 1/2 citron

1. Faites tremper les feuilles de gélatine dans un bol d'eau froide.

2. Versez le lait dans une casserole. Fendez la gousse de vanille et grattez ses graines au-dessus du lait. Ajoutez la gousse. Portez le lait à ébullition, puis laissez-le tiédir.

3. Travaillez les jaunes d'œufs avec le sucre. Versez dessus le lait en remuant. Reversez le tout dans la casserole et faites cuire à feu doux, sans cesser de remuer avec une cuillère en bois et sans laisser bouillir, jusqu'à ce que la crème nappe la cuillère.

4. Retirez la casserole du feu. Ôtez la gousse de vanille. Essorez la gélatine avec vos doigts et ajoutez-la à la crème chaude. Mélangez jusqu'à ce qu'elle soit dissoute.

5. Battez le fromage blanc avec un fouet à main et incorporez-le à la crème froide. Répartissez celle-ci dans 4 ramequins. Mettez au réfrigérateur et laissez reposer de 4 à 6 h.

6. Mixez les framboises, puis passez-les dans une passoire fine ou un tamis en pressant avec le dos d'une cuillère. Pressez le demi-citron, ajoutez son jus au coulis de framboises. Goûtez et incorporez un peu d'édulcorant si cela est nécessaire. Gardez au frais.

7. Au moment de servir, trempez les ramequins 30 secondes dans de l'eau chaude, démoulez les bavarois sur les assiettes et nappez-les de coulis de framboise.

Vous pouvez remplacer le sucre par 3 cuillerées à soupe de sucre de synthèse (édulcorant) supportant la cuisson.

Granité de poires au vin

Pour 4 personnes
Préparation : 20 min
Cuisson : 20 min
Congélation : 4 h 30
4 poires Guyot
1/2 citron
40 cl de vin rouge de Cahors
100 g de myrtilles
6 cuil. à café de sucre
1 bâton de cannelle
1 clou de girofle
1/2 cuil. à café de poivre noir en grains

1 Versez le vin et 30 cl d'eau dans une casserole. Portez à ébullition. Ajoutez les myrtilles, le sucre, la cannelle, le clou de girofle et le poivre. Faites frémir 3 min, puis retirez la casserole du feu et laissez infuser 5 min.

2 Versez le contenu de la casserole dans une passoire fine et pressez avec une cuillère en bois pour extraire le jus des myrtilles. Attention de ne pas vous tacher.

3 Retirez le cœur des poires par la base, avec une petite cuillère, puis pelez-les en leur laissant la queue. Arrosez-les de jus de citron.

4 Reversez la sauce aux myrtilles dans la casserole. Ajoutez les poires et faites cuire à feu pendant environ 15 min. Vérifiez que les fruits sont tendres.

5 Égouttez les poires et mettez-les au réfrigérateur. Versez la sauce dans un moule long et large et mettez-le au congélateur.

6 Après 1 h 30 de congélation, mélangez la sauce aux myrtilles à l'aide d'une fourchette, remettez au congélateur et laissez congeler encore 4 h en renouvelant 2 fois l'opération.

7 Mettez 4 assiettes quelques instants au congélateur pour les glacer.

8 Répartissez le granité dans les assiettes et disposez les poires dessus.

Vous pouvez remplacer le sucre par 6 cuillerées à café de sucre de synthèse (édulcorant).

Crème au citron

Pour 4 personnes
Préparation : 10 min
Cuisson : 10 min

4 jaunes d'œufs
50 cl de lait demi-écrémé
2 citrons non traités
5 cuil. à soupe de sucre

1 Versez le lait dans une casserole, portez à ébullition, puis laissez tiédir.

2 Brossez les citrons sous l'eau tiède, essuyez-les, puis râpez finement leur zeste. Pressez un des citrons.

3 Mettez les jaunes d'œufs dans une jatte supportant la chaleur et battez-les. Arrosez-les peu à peu avec le lait tiède, en fouettant vigoureusement. Ajoutez le zeste des citrons.

4 Posez la jatte dans une casserole d'eau frémissante (bain-marie) et faites cuire la crème sans cesser de remuer avec une cuillère en bois, jusqu'à ce que la préparation nappe la cuillère. Ne laissez pas bouillir la crème qui tournerait.

5 Retirez la jatte du bain-marie, ajoutez le sucre et le jus de citron.

6 Répartissez la crème dans des coupelles. Posez par-dessus un papier sulfurisé humide pour éviter la formation d'une peau. Laissez refroidir.

Vous pouvez servir cette crème telle quelle ou avec des baies (fraises des bois, framboises, etc.).

Vous pouvez remplacer le sucre par 5 cuillerées à soupe de sucre de synthèse (édulcorant) supportant la cuisson.

Crème brûlée

Pour 4 personnes
Préparation et cuisson : 15 min
Réfrigération : 2 à 3 h
4 jaunes d'œufs
30 cl de lait demi-écrémé
2 cuil. à soupe de sucre
2 cuil. à soupe de crème fraîche
4 cuil. à café de cassonade
1/2 gousse de vanille

1 Versez le lait dans une casserole. Fendez la demi-gousse de vanille, grattez-la au-dessus du lait, ajoutez la gousse et portez à ébullition. Laissez refroidir.

2 Mettez les jaunes d'œufs dans un saladier avec le sucre et travaillez au fouet. Ajoutez le lait tiède en remuant. Reversez le tout dans la casserole et faites épaissir à feu doux, sans cesser de remuer avec une cuillère en bois et sans laisser bouillir, jusqu'à ce que la crème nappe la cuillère. Retirez la gousse de vanille. Laissez refroidir.

3 Ajoutez la crème fraîche à la préparation froide. Répartissez celle-ci entre 4 plats à œufs en porcelaine à feu. Mettez au réfrigérateur et laissez rafraîchir de 2 à 3 h.

4 Juste avant de servir, allumez le gril du four. Poudrez les crèmes de cassonade, mettez-les sous le gril et laissez-les caraméliser pendant 2 min.

Vous pouvez aussi caraméliser la cassonade avec un fer à crème brûlée traditionnel.

Vous pouvez remplacer le sucre par 2 cuillerées à soupe de sucre de synthèse (édulcorant).

Petits pots de crème au café

Pour 4 personnes
Préparation : 10 min
Cuisson : 1 h 15
Réfrigération : 2 à 3 h

1/3 de litre (33 cl) de lait demi-écrémé
1 œuf entier
3 jaunes d'œufs
3 cuil. à soupe de sucre
2 cuil. à soupe de café expresso instantané
1 orange non traitée

1 Préchauffez le four à 100 °C, thermostat 2.

2 Faites bouillir le lait, puis laissez-le refroidir. Brossez l'orange sous l'eau tiède, essuyez-la et râpez finement son zeste.

3 Faites dissoudre le café instantané avec 2 cuillerées à soupe d'eau.

4 Cassez l'œuf entier dans une jatte, ajoutez les 3 jaunes, le sucre et battez au fouet. Ajoutez le café et 1 cuillerée à café de zeste d'orange. Versez le lait tiède sur le tout et mélangez soigneusement.

5 Répartissez la préparation entre 4 ramequins, mettez au four et laissez cuire pendant 1 h 15.

6 Laissez refroidir la crème à température ambiante, puis laissez-la de 2 à 3 h au réfrigérateur.

Vous pouvez remplacer le sucre par 3 cuillerées à soupe de sucre de synthèse (édulcorant) supportant la cuisson.

Riz au lait

Pour 4 personnes
Préparation : 30 min
Cuisson : 45 min
100 g de riz rond
50 cl de lait demi-écrémé
2 jaunes d'œufs
5 cuil. à soupe de sucre
1 gousse de vanille
1/2 citron non traité
20 g de beurre
2 pincées de noix de muscade râpée
1 pincée de sel

1 Mettez le riz et le lait froid dans une grande casserole. Rincez le citron, essuyez-le et râpez 3 pincées de zeste au-dessus de la casserole. Fendez la gousse de vanille et grattez-la au-dessus de la casserole également. Ajoutez la gousse. Salez.

2 Portez le lait à ébullition en remuant régulièrement. Couvrez. Laissez cuire à feu très doux, en remuant régulièrement pendant environ 20 min, jusqu'à ce que le riz ait absorbé le liquide et que la préparation épaississe un peu.

3 Faites chauffer le four à 140 °C, thermostat 4.

4 Mettez les jaunes d'œufs dans un saladier. Battez-les vigoureusement à la fourchette. Ajoutez un peu de riz au lait et mélangez. Ajoutez ensuite le reste du riz au lait, la noix de muscade, le beurre et le sucre. Remuez délicatement pour ne pas écraser le riz. Retirez la gousse de vanille.

5 Versez la préparation dans un petit plat à gratin. Mettez au four et faites cuire pendant 20 min. Consommez ce riz chaud ou froid.

Vous pouvez remplacer le sucre par 6 cuillerées à soupe de sucre de synthèse (édulcorant) supportant la cuisson.

Pudding d'automne

Pour 4 personnes
Préparation : 15 min
Cuisson : 10 min
Réfrigération : 24 h

7 tranches de pain de mie un peu rassis
1 petite tranche de brioche
1 poire bien mûre
200 g de mirabelles bien mûres
120 g de myrtilles
3 à 4 cuil. à soupe de sucre

1 Retirez la croûte du pain de mie. Tapissez le fond et la paroi d'un moule à charlotte à paroi lisse avec les tranches de pain de mie.

2 Lavez les mirabelles et les myrtilles. Épluchez la poire et coupez-la en dés. Dénoyautez les mirabelles.

3 Mettez les mirabelles, les myrtilles et la poire dans une casserole avec le sucre et 3 cuillerées à soupe d'eau. Faites-les cuire à feu doux pendant 10 min.

4 Égouttez les fruits en récupérant le jus de cuisson.

5 Versez les fruits dans le moule en alternant avec des petits morceaux de brioche.

6 Couvrez avec le reste des tranches de pain de mie. Arrosez avec le jus de cuisson. Posez sur le moule une assiette et placez un poids par-dessus. Mettez au réfrigérateur et laissez reposer 24 h.

7 Démoulez le pudding au moment de servir et présentez en même temps une crème anglaise.

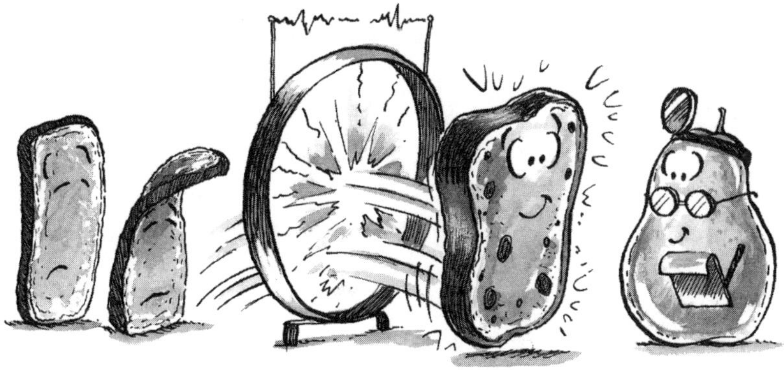

Pain perdu

Pour 4 personnes
Préparation et cuisson : 20 min
1/2 baguette
2 œufs
25 cl de lait demi-écrémé
1 cuil. à soupe de fructose
10 g de beurre
1 cuil. à soupe d'eau de fleur d'oranger
1/2 gousse de vanille

1 Versez le lait dans une casserole. Fendez la vanille en deux et grattez les graines au-dessus du lait. Ajoutez la demi-gousse. Portez à ébullition.

2 Cassez les œufs dans une jatte. Ajoutez le fructose et l'eau de fleur d'oranger. Battez-les au fouet.

3 Versez peu à peu le lait sur les œufs en continuant de battre vigoureusement. Retirez la gousse de vanille.

4 Coupez 4 tranches de baguette en biais et trempez-les dans le mélange d'œufs et de lait.

5 Faites fondre le beurre dans une poêle à revêtement antiadhésif. Égouttez-les tranches de baguette et faites-les dorer de 4 à 5 min dans la poêle à feu moyen. Retournez-les avec une spatule et laissez dorer l'autre face également de 4 à 5 min. Servez aussitôt.

Si vous n'aimez pas le goût du fructose, vous pouvez le remplacer par 1 cuillerée à soupe de sucre.

Crêpes Suzette

Pour 4 personnes
Préparation et cuisson : 20 min
Repos de la pâte : 30 min

80 g de farine fluide
1 cuil. à soupe rase de sucre en poudre
1 œuf
15 cl de lait demi-écrémé
1 cuil. à café d'eau de fleur d'oranger
1 pincée de sel
1 cuil. à café d'huile
4 ou 5 oranges à jus
3 cuil. à soupe de Cointreau (facultatif)

1 Cassez l'œuf dans un saladier. Ajoutez la farine, le sucre et le sel. Battez le tout au fouet.

2 Versez le lait peu à peu dans le saladier en remuant, puis travaillez jusqu'à l'obtention d'une pâte lisse. Laissez reposer 30 min à température ambiante.

3 Pendant ce temps, pressez les oranges pour obtenir 30 cl de jus. Versez le Cointreau dans une casserole, portez à ébullition, ajoutez le jus d'orange et laissez réduire de moitié à feu doux.

4 Faites chauffer une poêle à crêpes à revêtement antiadhésif. Badigeonnez-la d'huile à l'aide d'un papier absorbant.

5 Remuez la pâte. Versez une louche de pâte dans la poêle chaude. Tournez la poêle pour étaler la pâte sur toute la surface. Laissez cuire 30 secondes à feu moyen, puis retournez la crêpe avec une spatule. Laissez cuire l'autre face 30 secondes. Retirez la crêpe, posez-la sur une assiette et gardez-la au chaud pendant que vous continuez la cuisson des crêpes.

6 Pliez chaque crêpe en quatre. Posez les crêpes sur 4 assiettes. Arrosez-les avec le jus d'orange et servez sans attendre.

Vous pouvez rajouter un peu de Cointreau sur les crêpes et le flamber.

Jus de concombre à l'aneth

Pour 4 personnes
Préparation : 10 min
1 ou 2 concombres
4 ou 5 citrons verts
8 cuil. à soupe de glace pilée
8 gouttes de pastis
1 branche d'aneth
Poivre blanc du moulin, sel

1 Pelez les concombres, coupez-les en morceaux et passez-les dans la centrifugeuse. Mesurez 50 cl de jus.

2 Pressez 3 ou 4 citrons verts et mesurez 20 cl de jus.

3 Mélangez le jus de concombre, le jus de citron vert et le pastis. Salez légèrement et poivrez.

4 Répartissez la glace pilée dans 4 verres à cocktail, versez le mélange concombre-citron vert dessus.

5 Rincez l'aneth, épongez-le et hachez-en la valeur de 2 cuillerées à café. Coupez 4 belles rondelles de citron vert.

6 Poudrez le contenu des verres avec l'aneth haché et décorez avec les rondelles de citron. Servez immédiatement.

Si vous souhaitez un jus de concombre plus rafraîchissant, réfrigérez les verres avant la préparation.

Milk-shake aux abricots et à la verveine

Pour 4 personnes
Préparation : 10 min
Cuisson : 5 min
8 abricots du Roussillon, bien mûrs
80 cl de lait demi-écrémé
3 cuil. à soupe de yaourt velouté
1 poignée de verveine fraîche ou 1/2 poignée de verveine séchée ou 2 sachets de tisane
8 glaçons
Fructose (facultatif)

1 Faites bouillir le lait. Ajoutez, hors du feu, la verveine grossièrement déchiquetée avec les doigts. Laissez infuser 8 min (4 min si vous utilisez des sachets de tisane). Filtrez. Laissez refroidir.

2 Lavez les abricots, dénoyautez-les et coupez-les en quatre.

3 Versez le lait parfumé à la verveine dans le bol d'un robot ménager, ajoutez les abricots, le yaourt et les glaçons. Mixez jusqu'à l'obtention d'un mélange mousseux. Goûtez et ajoutez du fructose si cela paraît nécessaire.

4 Versez le milk-shake dans de grands verres et servez aussitôt.

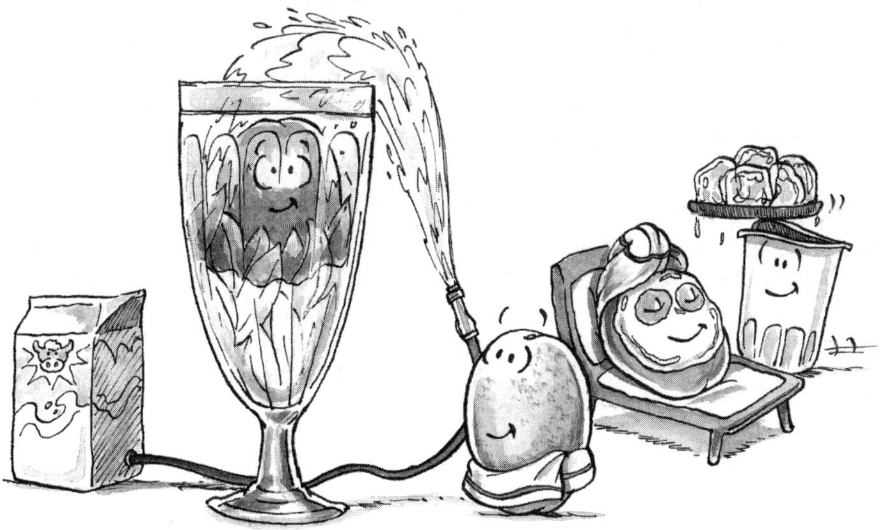

Bloody Mary léger

Pour 4 personnes
Préparation : 20 min
Cuisson : 10 min
Repos : 30 min

3 kg de tomates très mûres
1 oignon rouge
1 piment vert
1/4 de concombre
2 citrons
1 cuil. à café de sauce Worcestershire
8 cuil. à soupe de vodka
Sel au céleri
Poivre noir fraîchement moulu

Pour servir :
Glace pilée
4 rondelles de citron

1 Lavez les tomates, retirez le pédoncule, hachez-les grossièrement avec un couteau. Mettez-les dans une casserole et faites-les cuire à petits frémissements, sans couvrir, pendant environ 10 min, jusqu'à ce qu'elles deviennent tendres.

2 Retirez la casserole du feu, laissez refroidir, puis passez le contenu de la casserole au moulin à légumes, grille fine, pour éliminer la peau et les graines. Laissez reposer la purée obtenue pendant 30 min environ.

3 Retirez délicatement l'eau qui est remontée à la surface pour obtenir un jus de tomate épais.

4 Pelez l'oignon et le concombre et hachez-les grossièrement. Rincez le piment, fendez-le en deux et éliminez les graines en travaillant sous un filet d'eau froide. Hachez également grossièrement la pulpe. Mixez l'oignon, le piment et le concombre en les passant au robot ou avec un mixer plongeant.

5 Pressez les citrons. Ajoutez le jus de tomate, le jus des citrons, la sauce Worcestershire et la vodka aux légumes mixés. Assaisonnez avec du sel au céleri et du poivre. Vérifiez l'assaisonnement. Ajoutez un peu de sucre si la préparation vous semble trop acide.

6 Mettez de la glace pilée dans 4 grands verres. Répartissez-y le bloody mary et posez une rondelle de citron à cheval sur le bord de chaque verre.

Les menus

Steak de thon
♦
Feuilles de roquette au concombre et au citron
♦
Pain perdu

Avant le repas	
35 min	Préparer les éléments de la salade et les disposer sur les assiettes.
20 min	Préparer le lait et les œufs pour le pain perdu. Couper le pain.
10 min	Préparer le thon.
Au moment du repas	
	Assaisonner la salade et faire chauffer le gril.
Après avoir mangé la salade	
	Faire cuire le thon et commencer la cuisson du pain perdu.

Salade d'endives
♦
Jambon blanc de Paris
♦
Laitage (yaourt ou fromage blanc)
♦
Bananes en papillotes

Avant le repas	
20 min	Préparer les papillotes de bananes.
10 min	Laver et couper les endives, les arroser avec un mélange d'huile de noix, d'huile d'olive, de vinaigre balsamique. Saler et poivrer.
Au début du repas	
	Mettre les papillotes de banane à cuire.

SALADE DE FEUILLES ET D'HERBES

◆

CAILLES BRAISÉES

◆

SOUPE DE FIGUES FRAÎCHES

AVANT LE REPAS	
50 MIN	Préparer l'infusion pour les figues.
40 MIN	Préparer et cuire les cailles.
15 MIN	Préparer la salade.
AU MOMENT DE SERVIR	
	Assaisonner la salade.
AU MOMENT DU DESSERT	
	Couper les figues en tranches et les arroser de l'infusion.

N'OUBLIEZ PAS DE DIVISER PAR DEUX LES QUANTITÉS DONNÉES DANS LES RECETTES.

SOUFFLÉ DE CAROTTES

◆

RUBANS DE LÉGUMES TIÈDES

◆

CARPACCIO DE DAURADE

◆

GLACE VANILLE MOELLEUSE AU COULIS DE CASSIS

AVANT LE REPAS	
3 H 30	Préparer la glace et la mettre au congélateur. Confectionner le coulis, le garder au réfrigérateur.
1 H	Mettre les filets de poisson au congélateur.
1 H	Préparer le soufflé.
40 MIN	Mettre le soufflé au four.
30 MIN	Couper le carpaccio de daurade, le mettre sur les assiettes, le badigeonner d'huile et mettre au réfrigérateur.
20 MIN	Préparer et cuire les légumes tièdes.
AU MOMENT DU REPAS	
	Assaisonner le carpaccio.

N'OUBLIEZ PAS DE DIVISER PAR DEUX LES QUANTITÉS DONNÉES DANS LES RECETTES.

Betteraves à la mâche et aux noix

♦

Épaule d'agneau au romarin
Gratin dauphinois

♦

Granité de poires au vin

La veille ou le matin pour le soir	
	Préparer et congeler le granité.
Avant le repas	
1 h 15	Préparer le gratin.
55 min	Préparer l'épaule.
35 min	Faire cuire le gratin et l'épaule.
30 min	Préparer les éléments pour la salade.
Au moment du repas	
	Laisser reposer l'épaule hors du four. Laisser cuire le gratin. Verser l'assaisonnement sur la salade.
Avant le dessert	
15 min	Mettre les assiettes à dessert au congélateur.
Au moment du dessert	
	Garnir les assiettes.

Vous pouvez servir le granité de poires avec de la glace à la vanille.

Velouté de tomates

♦

Pintade aux lentilles

♦

Charlotte aux fraises

La veille ou le matin pour le soir	
	Préparer la charlotte et la mettre au réfrigérateur.
Avant le repas	
2 h	Préparer les tomates et les mettre au four. Préparer et cuire les échalotes et les carottes pour le velouté.
1 h 20	Laisser tiédir les tomates. Arrêter la cuisson des carottes.
1 h 10	Peler et épépiner les tomates. Passer le velouté au moulin à légumes.
50 min	Préparer et cuire les lentilles.
20 min	Préparer et cuire les cuisses de pintade.
5 min	Réchauffer et terminer le velouté. Faire chauffer la soupière.
Avant de servir la pintade	
5 min	Faire chauffer un plat de service.
	Retirer l'oignon et le laurier.
Au moment du dessert	
	Démouler la charlotte et la décorer de fraises des bois.

Si vous n'avez pas beaucoup de temps avant le repas, vous pouvez préparer le velouté de tomates la veille et le réchauffer au four à micro-ondes avant de le servir.

Terrine de légumes à la ciboulette
♦
Spaghettis à la bolognaise
♦
Salade de fruits d'hiver

La veille ou 7 heures avant le repas	
	Préparer la terrine de légumes avec des purées surgelées.
Avant le repas	
40 min	Préparer la sauce bolognaise.
20 min	Préparer une sauce au yaourt pour la terrine.
15 min	Préparer la salade de fruits.
Au moment de l'entrée	
	Cuire les spaghettis.

Mijoté de légumes aux fines herbes
♦
Poulet à l'estragon
♦
Milk-shake aux abricots et à la verveine

Avant le repas	
40 min	Faire cuire les légumes pour le « mijoté ».
30 min	Préparer et faire cuire le poulet à l'estragon.
10 min	Faire infuser la verveine. Laver et couper les abricots.
5 min	Hacher les fines herbes et en parsemer les légumes. Lier la sauce du poulet avec le yaourt.
Juste avant de passer à table	
	Filtrer l'infusion de verveine.
Au moment du dessert	
	Terminer le milk-shake.

Pour faciliter le travail des enfants, prévoyez des légumes surgelés.

Salade romaine à l'orange
◆
Bœuf bourguignon Carottes braisées
◆
Bavarois à la vanille et au coulis de framboises

La veille	
	Faire mariner la viande. Préparer le bavarois et le mettre au réfrigérateur.
Avant le repas	
2 h 30	Faire cuire le bœuf bourguignon.
35 min	Préparer et faire cuire les carottes.
20 min	Préparer le coulis de framboises.
10 min	Préparer la salade.
Au moment du repas	
	Hacher le persil.

Minestrone
◆
Carpaccio de bœuf
◆
Pudding d'automne

La veille	
	Confectionner le pudding et le mettre au réfrigérateur.
Avant le repas	
5 h	Faire tremper les haricots blancs.
3 h	Cuire les haricots blancs
50 min	Préparer les légumes et continuer la cuisson du minestrone.
30 min	Mettre la viande au congélateur.
15 min	Ajouter les macaronis au minestrone. Terminer la préparation du carpaccio, le mettre au réfrigérateur.
Au moment du repas	
	Retirer le persil, le thym et l'origan du minestrone et ajouter le basilic.
Au moment du dessert	
	Démouler le pudding.

Taboulé
♦
Champignons à la grecque
♦
Salade de haricots verts
♦
Clafoutis aux prunes

La veille ou le matin pour le soir	
	Préparer le taboulé et le mettre au réfrigérateur. Préparer le clafoutis et le faire cuire. Le garder à température ambiante. Faire cuire les haricots verts et préparer la salade. La garder au réfrigérateur. Confectionner les champignons à la grecque et les garder au réfrigérateur.
Au moment de servir	
	Retirer le thym et le laurier des champignons, parsemer de persil et de coriandre.

Achards de concombre
♦
Terrine de lotte à la tomate
♦
Caviar d'aubergine
♦
Tarte aux myrtilles

Avant le repas	
36 h	Préparer les légumes pour les achards et les faire macérer dans le gros sel.
14 h	Préparer et cuire la terrine de lotte. La mettre au réfrigérateur. Confectionner le caviar d'aubergine et le mettre au réfrigérateur.
Avant de servir	
2 h	Préparer et cuire la tarte aux myrtilles, la démouler, la laisser refroidir sur une grille, puis la remettre froide dans son moule si elle doit être transportée.
30 min	Terminer la préparation des achards.

PETITES TOMATES À LA CROQUE AU SEL

♦

SANDWICH À LA VIANDE DES GRISONS

♦

LAITAGE

♦

FRUIT

AVANT LE REPAS	
20 MIN	Préparer les sandwiches.
10 MIN	Rincer les tomates et les essuyer.
5 MIN	Garnir les plateaux avec tous les éléments du repas.

PIZZA SURGELÉE AUX HERBES, TOMATES ET MOZZARELLE

♦

CITRONS GIVRÉS

AVANT LE REPAS	
25 MIN	Préchauffer le four à température élevée.
15 MIN	Mettre la pizza au four.
AU MOMENT DE SERVIR	
	Garnir les plateaux avec la pizza et les citrons givrés.

LORSQUE VOUS EN AVEZ LE TEMPS, PRÉPAREZ DES PIZZAS QUE VOUS CONGÈLEREZ, AINSI QUE DES DESSERTS GLACÉS. RÉSERVEZ-LES POUR CETTE OCCASION. NE CUISEZ PAS TOTALEMENT LES PIZZAS : ELLES SERONT AINSI PLUS MOELLEUSES LORSQUE VOUS LES RÉCHAUFFEREZ.

Salade verte aux courgettes
♦
Tagliatelles fraîches au pistou
♦
Carpaccio de fraises

Avant le repas	
30 min	Disposer les fraises sur des assiettes sans les citronner et les mettre au réfrigérateur.
20 min	Confectionner la salade.
5 min	Préparer la sauce au pistou.
Au moment de l'entrée	
	Faire cuire les pâtes.
Au moment du dessert	
	Arroser les fraises de jus de citron

Potage du marché
♦
Omelette aux fines herbes
♦
Fromage
♦
Salade d'oranges

Avant le repas	
1 h	Préparer et faire cuire le potage.
30 min	Préparer la salade d'orange et la mettre au frais.
15 min	Préparer l'omelette.
Après avoir mangé le potage	
	Faire cuire l'omelette.

Faux tartare de radis
◆
Tajine d'agneau
Riz parfumé
◆
Parfait glacé à la mangue

Avant le repas	
2 h 30	Préparer le parfait à la mangue.
2 h	Préparer le tajine et commencer sa cuisson.
1 h	Écosser les fèves, préparer les artichauts et les citrons.
30 min	Ajouter les légumes dans le tajine.
30 min	Préparer et cuire le riz.
20 min	Préparer le faux tartare de radis.
Au moment du repas	
	Hacher la coriandre.

Saumon en gelée à l'aneth et aux baies roses
◆
Chou frisé au saumon et baies de genièvre
◆
Fromage
◆
Crème brûlée

La veille ou le matin pour le soir	
	Préparer le saumon en gelée. Mettre la terrine au réfrigérateur. Préparer et cuire la crème brûlée. La mettre au réfrigérateur.
Avant le repas	
55 min	Préparer le chou, le blanchir et le couper en lanières.
30 min	Faire cuire le chou.
10 min	Couper le saumon fumé en lanières et l'ajouter au chou.
Au moment du repas	
	Démouler la terrine et la couper en tranches.
Au moment du fromage	
	Allumer le gril.
Avant le dessert	
3 min	Poudrer les crèmes de cassonade et les faire caraméliser sous le gril.

PETITS ASPICS
AU FENOUIL
ET À LA CORIANDRE

♦

SORBET AU MELON

♦

NOIX DE VEAU
AU CITRON

♦

MORILLES
ET GIROLLES
À LA FONDUE
D'ÉCHALOTES

♦

BISCUIT AU CHOCOLAT

LA VEILLE	
	Faire macérer la noix de veau. Préparer les aspics et les mettre au réfrigérateur. Préparer le sorbet et le mettre au congélateur. Confectionner le biscuit au chocolat.
AVANT LE REPAS	
1 H 30	Préparer éventuellement, une crème anglaise pour accompagner le biscuit.
1 H	Préparer et cuire la noix de veau.
45 MIN	Préparer tous les ingrédients de la recette des morilles.
AU MOMENT DE L'APÉRITIF	
	Démouler les aspics.
AU MOMENT DU REPAS	
	Faire cuire les morilles et les girolles et les garder au chaud.
PENDANT LA DÉGUSTATION DU SORBET	
	Terminer la sauce de la noix de veau ou la finir avant le début du repas et faire réchauffer le tout pendant la dégustation du sorbet.

VOUS POUVEZ AUSSI PRÉPARER LES ASPICS, LE SORBET ET LE BISCUIT LE JOUR MÊME, EN COMMENÇANT 4 H 30 À L'AVANCE.

Bloody Mary léger

◆

Barquettes d'endives farcies aux herbes et au saumon fumé

◆

Noix de Saint-Jacques à la fondue de poireaux

◆

Faisan aux légumes
Purée de céleri-rave

◆

Gâteau de pommes fondantes

La veille	
	Préparer le gâteau aux pommes et le mettre au réfrigérateur.
Avant le repas	
2 h 30	Écosser les petits pois pour le faisan.
2 h	Faire cuire les tomates pour le Bloody Mary et les réduire en purée. Laisser reposer 30 min.
1 h 40	Préparer la sauce pour les barquettes d'endives.
1 h 20	Terminer le Bloody Mary.
1 h 10	Faire cuire les poireaux et nettoyer les noix de Saint-Jacques.
1 h	Préparer et cuire les légumes pour la purée de céleri.
30 min	Préparer et cuire le faisan.
20 min	Préparer les barquettes d'endives.
10 min	Réduire le céleri en purée.
Après l'apéritif	
	Faire cuire les noix de Saint Jacques.
Après avoir dégusté les noix de Saint-Jacques	
	Terminer la purée de céleri avec le lait bouillant et la faire réchauffer. Mixer les légumes du faisan et terminer la sauce.

N'oubliez pas d'augmenter les proportions données dans les recettes en fonction du nombre de convives et de rallonger les temps de préparation en conséquence.

Les annexes

Index alphabétique par ingrédients

abricot : 150, 156
du Roussillon : 185
agneau :
épaule : 125, 126
artichaut poivrade : 125, 144
aubergine : 82, 138
banane : 152, 155
betterave crue : 74
bœuf :
à braiser : 128
aiguillette de rumsteck : 115
faux-filet : 116
filet : 70
macreuse : 91, 114, 117
viande des Grisons : 90
boulghour : 84
brocolis : 134
café : 179
caille : 112
carotte : 57, 58, 80, 81, 85, 94, 111, 139, 143
céleri : 94
côte : 57, 58, 111
rave : 80, 140
champignon :
de Paris : 49, 86, 107, 117
girolle : 148
morille séchée : 148
pleurote : 112
chocolat : 167 (cacao)
noir : 151, 169
chou-fleur : 134, 139
chou vert : 57
frisé : 130
citron :
jaune : 40, 44, 121, 172, 177
vert : 44, 65, 154, 172, 184
concombre : 50, 64, 73, 184
courgette : 53, 57, 75, 81, 93, 135, 138, 139, 147
crustacé :
coque : 97
crevette : 65
moule : 104
Saint-Jacques (noix de) : 66
échalote : 142, 148
endive : 56, 141
épinard : 70, 80, 133
faisan : 111
fenouil :
bulbe : 43, 54, 102
feuille : 96
fève fraîche : 125
figue violette : 153
foie de volaille : 127
fromage blanc : 163
fromage :
mozarella : 75, 89
ricotta : 129
roquefort : 55
St Moret : 90

fruits rouges : 159, 173
cassis : 174
fraise : 154, 165
fraise des bois : 165
framboise : 48, 166, 175
myrtille : 157, 176, 181
grenade : 151
haricot blanc : 137 (frais)
sec : 57
haricot vert : 57, 76, 139, 146
lapin : 106, 107
légumes secs mélangés : 60
lentille verte du Puy : 110, 131
macaroni : 57, 93
mandarine : 152
mangue : 171
melon : 170
navet nouveau : 139
noisette :
décortiquée : 54
mondée : 163
noix (cerneaux) : 74
œuf : 70, 113, 168, 169, 178
oignon : 61, 94, 128
grelot : 117
rouge : 89
orange : 40, 78, 99, 151, 153, 155, 162, 179, 183
sanguine : 152
oseille : 59
pain :
baguette : 182
baguette de campagne : 90
de mie : 181
de mie, complet : 124
pâte à : 53
Poilâne : 55
pamplemousse : 153
pêche blanche : 162
petit pois : 111, 142
frais : 139
pintade : 110
poire : 152, 181
Guyot : 176
poireau : 57, 58, 66, 94, 105
pois cassé : 79
pois chiche : 83
poisson :
daurade : 68, 102
de roche (dit « soupe ») : 105
fumet (de) : 69
lotte : 67, 98, 105
loup : 96
merlan : 105
rouget barbet : 103
saint pierre : 105
saumon (fumé) : 56, 130
saumon (pavé) : 69
saumon (cru sans peau) : 68
sole : 99, 105
thon rouge : 64, 101
truite de mer saumonée : 100
poivron :
jaune : 41, 138
rouge : 108, 138, 145
vert : 52, 108, 145

pomme : 152, 164
pomme de terre : 58, 107, 138, 140
BF 15 : 136
bintje : 137
roseval : 132
porc :
filet mignon : 123, 124
jambon à l'os : 71
jambon blanc : 88
jambon cru, séché : 75
jambon fumé : 88
jambon de Paris : 60
lardons maigres : 117
lardons maigres fumés : 107
potiron : 62
poulet : 108, 109
prune :
mirabelle : 181
rouge : 158
radis : 72
rhubarbe : 160
riz :
basmati : 94, 95
rond : 180
salade :
cresson : 72, 76
laitue : 75, 76
mâche : 74, 77
mesclun : 75, 77, 127
romaine : 78
roquette : 73
spaghettis frais : 91
tagliatelles fraîches : 92
tomate : 46, 55, 57, 61, 63, 67, 84, 89, 97, 102, 105, 108, 118, 125, 128,129, 131, 138, 186
olivette : 88, 137
pelée (en boîte) : 91
vanille :
gousse : 150, 155, 161, 167, 174, 175, 178, 180, 182
essence : 158, 166, 168
en poudre : 164
veau :
épaule : 118, 119
escalope : 120, 122
maigre : 120
noix : 121
ris : 112
rôti : 116
verveine : 185

Table des recettes

Sauces de bases
Achards de concombre 50
Crème de fenouil 43
Sauce aux agrumes 40
Sauce aux deux citrons 44
Sauce aux fines herbes 47
Sauce aux poivrons jaunes 41
Sauce béarnaise allégée 47
Sauce béchamel 50
Sauce chasseur 49
Sauce crustacés 42
Sauce piquante 45
Sauce tomate crue 46
Vinaigrette aux framboises 48

Amuse-gueules et entrées
Barquettes d'endives farcies aux herbes et au saumon fumé 56
Betteraves à la mâche et aux noix 74
Carpaccio de bœuf 70
Carpaccio de daurade 68
Caviar d'aubergine 82
Champignons à la grecque 86
Clafoutis aux poivrons 52
Crème de potiron 62
Crevettes épicées ail et coriandre 65
Croûtons à la tomate et au roquefort 55
Faux tartare de radis 72
Feuilles de roquette au concombre et au citron 73
Hommos 83
Jambon persillé 71
Minestrone 57
Noix de Saint-Jacques à la fondue de poireaux 66
Œufs cocotte aux épinards 70
Petites bouchées vertes 53
Petits aspics au fenouil et à la coriandre 54
Potage du marché 58
Rubans de légumes tièdes 81
Salade de feuilles et d'herbes 77
Salade de haricots verts 76
Salade romaine à l'orange 78
Salade verte aux courgettes 75
Saumon en gelée à l'aneth et aux baies roses 69
Soufflé de carottes 85
Soupe à l'oignon, à la tomate et au cerfeuil 61
Soupe à l'oseille 59
Soupe aux légumes secs et à l'épeautre 60
Taboulé 84
Tartare de saumon 68
Terrine de légumes à la ciboulette 80
Terrine de lotte à la tomate 67
Thon au concombre et au romarin 64
Timbale de pois cassés 79
Velouté de tomates 63

Plats et accompagnements

Aiguillette de bœuf braisée 115
Artichauts à la sarriette 144
Blanquette de veau 119
Bœuf bourguignon 117
Bouillabaisse 105
Cailles braisées 112
Carottes braisées 143
Chou frisé au saumon et aux baies de genièvre 130
Crapés de courgette 147
Curry de petites lentilles 131
Daurade au four 102
Endives braisées 141
Épaule d'agneau au romarin 126
Épinards au gratin 133
Escalope de veau aux aromates 122
Étouffée de légumes 138
Faisan aux légumes 111
Filet mignon de porc au madère 123
Flan de courgettes 135
Frites 137
Goulasch 128
Gratin dauphinois 132
Gratin de chou-fleur et de brocolis 134
Gratin de coques à la provençale 97
Haricots blancs à la tomate 137
Haricots verts persillade 146
Lapin au quatre-épices 106
Lapin en gibelotte 107
Lotte à l'américaine 98
Loup au fenouil 96
Macaronis aux courgettes 93
Mijoté de bœuf 114
Mijoté de légumes aux fines herbes 139
Mijoté de veau aux tomates 118
Morilles et girolles à la fondue d'échalotes 148
Moules marinière 104
Noix de veau au citron 121
Omelette aux fines herbes 113
Paupiette de bœuf aux légumes 116
Paupiettes de veau farcies 120
Petits pois aux échalotes 142
Pintade aux lentilles 110
Pizza aux deux jambons 88
Pizza aux herbes, tomates et mozzarella 89
Poivrons aux herbes de Provence 145
Pommes de terre glacées 136
Poulet à l'estragon 109
Poulet basquaise 108
Purée de céleri-rave 140
Riz aux légumes 94
Riz parfumé 95
Rougets grillés au romarin 103
Salade aux foies de volaille 127
Sandwich à la viande des Grisons 90
Sole à l'orange 99
Spaghettis à la bolognaise 91
Steaks de porc à la béarnaise 124
Steaks de thon 101
Tagliatelles fraîches au pistou 92
Tajine d'agneau 125
Tomates farcies à la vapeur 129
Truite à l'aneth 100

Desserts et boissons

Bananes en papillotes 155
Bavarois à la vanille et coulis de framboises 175
Biscuit au chocolat 169
Biscuit roulé au chocolat 167
Biscuits à la cuiller 168
Bloody Mary léger 186
Carpaccio de fraises 154
Charlotte aux fraises 165
Citrons givrés 172
Clafoutis aux prunes 158
Crème au citron 177
Crème brûlée 178
Crêpes Suzette 183
Gâteau au fromage blanc et aux noisettes 163
Gâteau de pommes fondantes 164
Glace vanille moelleuse au coulis de cassis 174
Granité de poires au vin 176
Gratin de fruits rouges 159
Gratin de rhubarbe 160
Jus de concombre à l'aneth 184
Milk-shake aux abricots et à la verveine 185
Mousse au chocolat 151
Mousse aux abricots 150
Pain perdu 182
Parfait glacé à la mangue 171
Pêches au sabayon 162
Petits choux aux framboises 166
Petits pots de crème au café 179
Pudding d'automne 181
Riz au lait 180
Salade de fruits d'hiver 152
Salade d'oranges 151
Sorbet au melon 170
Soufflé au Grand Marnier 161
Soufflé glacé aux fruits rouges 173
Soupe de figues fraîches 153
Tarte aux abricots 156
Tarte aux myrtilles 157

Imprimé en France par IME 25110 Baume-les-Dames
Dépôt légal : 2722-01-1999
N° d'édition : 47221
ISBN : 201236390.3
23-27-6390-1/01